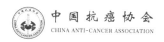

中国抗癌协会
CHINA ANTI-CANCER ASSOCIATION

病理诊断

中国肿瘤整合诊治技术指南（CACA）

CACA TECHNICAL GUIDELINES FOR HOLISTIC INTEGRATIVE MANAGEMENT OF CANCER

2023

丛书主编：樊代明

主　编：刘艳辉　应建明　步　宏　杜　祥

U0244987

天津出版传媒集团

天津科学技术出版社

图书在版编目(CIP)数据

病理诊断 / 刘艳辉等主编 . —— 天津：天津科学技术出版社, 2023.5

("中国肿瘤整合诊治技术指南(CACA)"丛书 / 樊代明主编)

ISBN 978-7-5742-1117-9

Ⅰ . ①病… Ⅱ . ①刘… Ⅲ . ①肿瘤—病理学—诊断学 Ⅳ . ①R730.4

中国国家版本馆CIP数据核字(2023)第075820号

病理诊断
BINGLI ZHENDUAN

策划编辑：方 艳
责任编辑：胡艳杰
责任印制：兰 毅

出 版：天津出版传媒集团
 天津科学技术出版社
地 址：天津市西康路35号
邮 编：300051
电 话：(022)23332695
网 址：www.tjkjcbs.com.cn
发 行：新华书店经销
印 刷：天津中图印刷科技有限公司

开本 787×1092 1/32 印张6.625 字数90 000
2023年5月第1版第1次印刷
定价：78.00元

编委会

丛书主编

樊代明

主　编

刘艳辉　应建明　步　宏　杜　祥

副主编（以姓氏拼音为序）

曹文枫　陈　刚　陈　杰　陈　铌　丛文铭　丁　宜
段光杰　樊祥山　韩　博　纪　元　李文斌　李文才
李　智　林冬梅　刘爱军　刘月平　刘志艳　孟　斌
盛伟琪　唐　峰　王　坚　王　哲　薛丽燕　阎晓初
杨文涛　云径平　周　桥

编　委（以姓氏拼音为序）

白艳花　毕　蕊　曹　云　常　青　常晓燕　陈国荣
陈　浩　陈　虹　陈　军　陈　骏　陈　铌　陈天星
陈小岩　陈雪芹　陈燕坪　成元华　成志强　程　虹
丛玉玮　邓征浩　董　辉　董　林　杜尊国　段秀梅
段亚琦　樊利芳　范林妮　冯瑞娥　冯　稳　付　尧
甘华磊　宫丽华　贡其星　顾学文　郭爱桃　郭　蕾
郭庆喜　韩安家　韩　晶　韩昱晨　郝春燕　何　鑫
贺慧颖　侯　刚　侯　君　侯立坤　侯英勇　胡建明
胡　菁　胡　沁　胡婉明　胡忠良　黄　丹　黄海建
黄　瑾　黄榕芳　贾永峰　姜国忠　姜青明　姜　影
蒋莉莉　蒋翔男　金　燕　柯昌庶　孔蕴毅　况　东
李道明　李海南　李　佳　李江涛　李　珀　李巧新

李青
李研
李增山
刘超
刘艳芳
陆世旬
孟中勤
潘华雄
曲杨
石怀银
水若鸿
孙琦
万婕
王瀚
王晓娟
翁阳
夏秋媛
谢军
徐晓
杨桂芳
杨志惠
余永伟
臧盛兵
张惠忠
张伟
张真真
赵焕芬
周海燕

李珊珊
李扬
李忠武
刘红涛
刘洋
罗荣珍
苗原
潘敏鸿
饶惠兰
石慧娟
宋艳
孙斌
王斌
王继纲
王行富
吴海波
相熊
许晶虹
杨琳
姚小红
喻林
曾敬
张静
张晓飞
张智弘
赵琳琳
周炜洵

李晟磊
李玉军
李力超
刘莉莉
刘业强
马韵玲
聂丽莎
齐丽秋
石素胜
苏静
孙宇
王聪
王琳
王娅兰
吴丽华
夏向
徐晨玲
薛文秀
杨磊
殷于菲
袁丽华
曾丽华
张欣慧
张智萌
赵培培

李伟松
李昱
李林素
刘绮颖
刘月平
梅金红
邱秀田
邵春迎
石雪
孙柯斌
汤显忠
王代峰
王奇炜
王英燕
武春立
肖瑾
徐庆娜
闫红
杨向红
尹红玲
岳君秋
张春叶
张丽英
张燕林
张著学
赵明
朱晓丽

李小媛
李原
刘立勇
鲁昌开
梅宁
邱雪丹
沈毓
石昆昆
孙梁红
滕丰
王威亚
王湛博
王卫华
武雨
肖如君
徐黎
颜晓群
杨洪
尹丹坤
答红英
张梅芳
张迎春
章宜
郑洪
宗园媛

李晓琴
李月红
刘标
刘秋雨
陆竞艳
孟宏学
潘国庆
曲利娟
盛霞
石喆
孙鹏
滕晓东
王功伟
王文泽
韦康来
郝彦凤
谢飞来
徐姗
杨丞
杨欣
于文娟
臧凤琳
张惠箴
张仁亚
张璋
赵大春
钟定荣

目录 Contents

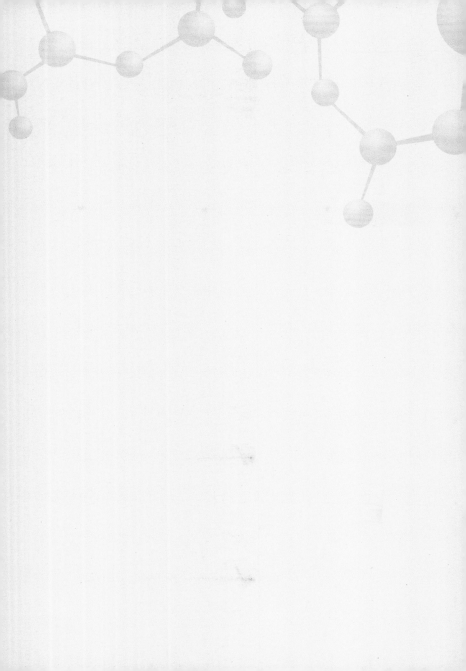

第一章

肿瘤病理诊断总论

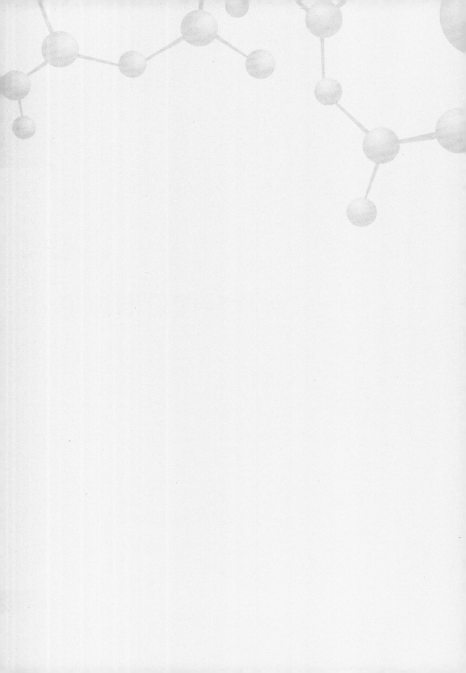

病理诊断是肿瘤精准诊治基础，诊断结果直接影响患者治疗方案选择，是肿瘤诊断"金标准"。肿瘤病理研究肿瘤病因、形态、细胞和分子变异，是基础研究和临床诊治的桥梁，为肿瘤早筛、诊治和分子分型等提供临床证据。肿瘤精准诊治理念的发展促使病理诊断方法更微观、更精准、更智慧，也促进病理诊断新技术的不断涌现和蓬勃发展。

一、历史沿革

传统病理诊断技术主要包括组织病理和细胞病理。前者包括标本前处理、标本取材、HE染色和免疫组化，后者包括标本前处理、制片、巴氏染色和免疫组化。HE染色用于组织和细胞形态观察，免疫组化可用于鉴别诊断或指导治疗。近年来，分子病理诊断理念和技术不断革新。分子病理是在核酸和蛋白水平进行诊断，应用分子生物学、免疫学、细胞生物学等技术，检测细胞、组织或体液的分子改变，使肿瘤病理诊断和分型更加微观，并可指导肿瘤疗效评估和预后预测等。分子病理诊断新技术包括：原位杂交，主要是荧光原位杂交（fluorescence in situ hybridization，FISH）、实时定量聚合酶链式反应（quantitative real-time polymerase chain reaction，qPCR）、第二代测序（next-generation sequencing，NGS）和数字PCR（digital PCR，dPCR）等。

二、技术原理

（一）组织病理技术

组织病理技术是病理诊断的基础，也是病理研究最基础的方法学。标本通过固定，规范化取材，系列组织处理，如脱水、透明、浸蜡、石蜡包埋、切片、HE染色，在显微镜下分辨组织细胞的形态，进行诊断与分期，为临床治疗、医学研究提供重要依据。

1.标本前处理

组织标本离体后的前处理环节显著影响组织形态、抗原和核酸保存。组织标本离体时根据不同组织类型，规范进行病理解剖，充分暴露病变部位后，立即放入10%中性缓冲福尔马林液中充分固定（通常16~48小时），以获最佳组织形态。

2.标本取材

规范化取材是规范化诊断的基础，由病理医师按取材规范进行，选取病变代表性区域、病变与周边组织关系、切缘、淋巴结、周围组织等。骨组织需脱钙处理再行取材。

3.HE染色

HE染色也称苏木素-伊红染色，在病理形态学诊断、医学实验及教学中有重要价值。常用于石蜡切片和冰冻切片，苏木素是植物提取染料，经氧化和媒染，对细胞核有亲和力，可使细胞核呈现蓝色。伊红是化学合成的酸性染料，可与细胞质、红细胞、肌肉组织、结缔组织等结合呈现不同程度红色或粉红色，与蓝色细胞核形成鲜明对比。

（二）特殊染色技术

特殊染色是一项常用技术，可观察HE染色无法显示的组织或细胞物质，在肝脏、肾脏、感染性疾病等诊断中是不可缺少的辅助染色之一。组织细胞中的某些物质多可通过直接与染料结合被染色，对肿瘤的性质来源、鉴别诊断和临床分期具有重要作用。

（三）免疫组化技术

免疫组化又称免疫细胞化学，利用生物组织中的抗原可与特异性抗体相互结合原理，通过化学反应使标记的显色剂，如荧光素、酶、金属离子、同位素等物质显色，对各种抗原物质（如蛋白质、多肽、酶以及受体等）进行定性、半定量检测。免疫组化技术按标记物种类可分为免疫荧光法、免疫酶法、免疫金法等。

免疫酶细胞化学技术是临床鉴别诊断与科研最常用技术，先以酶标抗体与组织或细胞作用，再加入酶底物，生成有色不溶性产物或具一定电子密度的颗粒，通过光镜或电镜，对细胞或组织内的相应抗原进行定位或定性研究。

临床上免疫组化应用分为：①指导临床用药或伴随诊断；②用于肿瘤诊断、预后判断；③在形态学诊断基础上，提供诊断/判断蛋白表达的阴阳性或强度，辅助判断组织来源、分化程度、组织学类型等。

（四）细胞病理技术

1.液基制片技术

微孔膜滤过技术。通过高精度程控过滤技术对液基样本过滤，有选择留取有价值的细胞成分制片，关键程序包括细胞分散、随机取样、过滤、转移等。

离心分层沉淀技术。技术核心在于比重液，在标本中加入比重液后梯度离心去除血液、黏液及大部分炎细胞，再次离心集中细胞，通过自然沉降制片。

2.巴氏染色

适用于对脱落细胞的组织细胞染色。细胞核是由酸性物质组成，与碱性染料亲和力较强，细胞浆则相反。巴氏染色液利用这一特性对细胞行多色染色，染色后能清晰地显示细胞结构，胞质透亮鲜丽，各种颗粒分明，细胞核染色质非常清楚，从而较易发现异常细胞，对早期发现和诊断肿瘤具有重要意义。

3. 细胞蜡块

针对胸腹水、尿液等脱落细胞标本，通过病理技术处理，制作成细胞学蜡块。将细胞成分保存于蜡块中，再通过切片、染色后进行显微镜下诊断。提高传统细胞病理学诊断的敏感性和特异性，并适用于免疫组化和分子病理检测。

（五）分子病理技术

分子病理诊断技术在临床上主要用于指导肿瘤鉴别诊断、靶向治疗、免疫治疗、疗效动态监测和预后评估，为肿瘤精准诊治提供全流程支持与管理方案。

1. FISH

利用荧光标记的特异核酸探针与细胞内相应靶DNA或RNA分子杂交，在荧光镜或共聚焦激光扫描仪下观察荧光信号，来确定与特异探针杂交后被染基因的状态或分布，分析基因易位、扩增或缺失。

2. qPCR

qPCR是在PCR扩增中，通过染料或探针释放荧光信号，实时监控每一PCR循环的荧光变化，最后生成扩增曲线。如用染料法，还可生成熔解曲线，分析产物特异性。qPCR操作简单，重复性好，常用于肿瘤驱动基因突变检测，在此基础上的逆转录实时定量PCR（reverse transcription qPCR，RT-PCR）可用于融合基因检测。多重荧光PCR结合毛细管电泳也被用于微卫星不稳定性（microsatellite instability，MSI）检测。

3. Sanger测序

Sanger法是将待测单链DNA模板与合成的寡核苷酸引物退火后，在DNA聚合酶存在下，引物延伸，如遇相应ddNTP（N代表A、T、C、G的任一种）结合，延伸反应即立即终止，电泳后经放射自显影即可从相应ddNTP推测模板DNA序列。较早用于肿瘤靶向治疗基因突变检测，目前因敏感性较低、操作步骤复杂，应用较少。

4. NGS

二代测序属于高通量测序，能同时对上百万甚至数十亿个DNA分子测序，包含两种：①边连接边测序

(sequencing by ligation, SBL): 带有荧光基团的探针与DNA片段杂交且与临近寡核糖核酸连接从而得以成像, 通过荧光基团发射波长来判断碱基或者其互补碱基序列; ②边合成边测序 (sequencing by synthesis, SBS): 荧光基团在DNA链的延伸中被插入其中, 带荧光的特定碱基与模板碱基互补时释放荧光, 被荧光采集器采集。二代测序技术分三个环节: 文库构建、测序和数据分析。

临床上, NGS主要用于驱动基因和遗传性肿瘤胚系突变检测, 可一次性得到多种基因变异类型和丰度 (variant allele frequency, VAF), 包括点突变 (single nucleotide variation, SNV)、插入缺失 (indels)、融合 (fusion)、扩增 (amplification) 等。已被用于泛癌肿标志物检测, 包括肿瘤突变负荷 (tumor mutational burden, TMB)、微小残留灶 (minimal residual disease, MRD)、同源重组修复缺陷 (homologous recombination deficiency, HRD)、MSI等。

5. dPCR

dPCR是近年迅速发展的一种核酸定量分析技术, 通过将一个样本分成几十到几万份, 分配到不同反应单元中，目标分子PCR扩增后，各个反应单元荧光信号行统计学分析。dPCR敏感性较高，可用于肿瘤患者血液基因检测。

胶质瘤

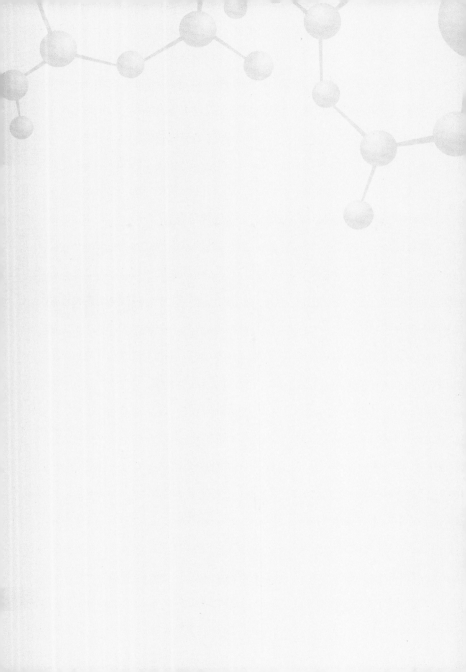

一、病理技术应用

胶质瘤标本包括活检和手术标本。术中冷冻诊断主要明确是否取到肿瘤、肿瘤基本类型和良恶性质评估。活检和手术标本进一步明确肿瘤类型、WHO分级和重要分子改变。

（一）送检标本处理及标本取材

参照总论。

（二）组织病理学诊断

（1）参照2021年第五版WHO中枢神经系统肿瘤分类标准。

（2）活检标本尽可能评估组织学类型及分级。

（3）术后标本进一步明确组织学类型。需行分子检测时，可先发组织学初步报告，内容包括组织形态诊断及分级，备注待分子检测结果和整合诊断。

（4）术中冷冻诊断应尽量明确送检组织是否为胶质肿瘤及评估组织学分级。

（三）免疫组织化学

（1）成人型弥漫性胶质瘤免疫组化推荐使用GFAP、OLIG2、IDH1（R132H）、ATRX、p53和Ki67基础套餐，根据年龄、病变部位、组织形态增减。

（2）成人型弥漫性胶质瘤，IDH1（R132H）免疫组化阴性，年龄小于55岁，仍需行分子检测明确有无IDH1（R132）位点其他类型突变及IDH2突变。

（3）儿童型弥漫性胶质瘤免疫组化推荐使用GFAP、OLIG2、IDH1（R132H）、ATRX、p53、CD34、BRAF（VE1）、H3K27M、H3G34R/V和Ki67基础套餐，根据年龄、病变部位、组织形态增减。

（4）H3K27me3表达缺失见于多种肿瘤，如弥漫中线胶质瘤（H3 K27变异型）、后颅窝室管膜瘤（PFA型）、部分脑膜瘤及少突胶质细胞瘤。对于弥漫中线胶质瘤（H3K27变异型）的诊断，建议联用H3K27me3与H3K27M。

（5）ATRX表达缺失表现为肿瘤细胞阴性，血管内皮细胞为阳性内对照。需注意ATRX缺失通常与1p/19q共缺失互斥。

（6）p53阳性推荐临界值为大于10%瘤细胞呈一致性强阳性。

（7）Ki67增殖指数可辅助胶质瘤分级。WHO 2级的Ki67指数一般小于5%；WHO 3级的Ki67指数5%～10%；WHO 4级的Ki67指数大于10%；但不能仅靠

Ki67增殖指数来判断胶质瘤级别。

胶质瘤需结合组织学与分子改变进行整合诊断。若未行分子检测或进行了分子检测但无明确结果，应使用NOS（非特指）的诊断术语；对已做分子检测，但结合组织学、免疫组化及分子检测仍不能做出明确整合诊断者，可用NEC（未分类）标识。

胶质瘤常用分子检测指标及意义如下。

（1）IDH突变：IDH1（R132H）最常见，R132G/C/S/L和IDH2（R172K/S/M）等少见。IDH突变提示预后较好。

（2）1p/19q共缺失：是诊断少突胶质细胞瘤的主要指标之一。如为1p或者19q单独缺失，或者是1p/19q的非整臂缺失，不应诊断少突胶质细胞瘤，可用NEC命名。

（3）TERT启动子突变：常见228和250位点突变，见于少突胶质细胞瘤（IDH突变和1p/19q共缺失型）及胶质母细胞瘤（IDH野生型）。IDH野生型胶质母细胞瘤中出现TERT启动子突变提示预后较差。

（4）MGMT启动子甲基化：甲基化的患者对替莫唑

病理诊断

第二章　胶质瘤

胺治疗相对较敏感。

（5）ATRX 突变：常见于星形细胞瘤（IDH 突变型），也见于弥漫中线胶质瘤（H3K27 变异型）、弥漫性半球胶质瘤（H3G34 突变型）和具有毛样特征的高级别星形细胞瘤等。

（6）BRAF 基因改变：包括 BRAF V600E 突变和 BRAF-KIAA1549 基因融合。BRAF V600E 突变见于节细胞胶质瘤、多形性黄色星形细胞瘤、青年人多形性低级别神经上皮肿瘤、毛细胞星形细胞瘤及部分儿童弥漫性低级别胶质瘤等。BRAF-KIAA1549 基因融合常见于毛细胞星形细胞瘤及弥漫性软脑膜胶质神经元肿瘤。

（7）EGFR 扩增、TERT 启动子突变、7 号染色体获得/10 号染色体缺失均为诊断胶质母细胞瘤（IDH 野生型）的分子指标；EGFR 扩增也可见于儿童弥漫性高级别胶质瘤（H3 和 IDH 野生型）。

（8）CDKN2A/2B 纯合缺失：是星形细胞瘤（IDH 突变型）WHO 4 级和少突胶质细胞瘤（IDH 突变和 1p/19q 共缺失）WHO 3 级的诊断指标之一。

（9）H3 K27M 是诊断弥漫中线胶质瘤（H3K27 变异型）的指标之一；H3 G34R/V 突变是诊断弥漫半球胶质

瘤（H3G34突变型）的指标。

二、病理技术局限性

许多类型胶质瘤的组织病理形态和分子改变之间缺乏明确关联。胶质瘤分子检测涉及多种技术方法和检测平台，各有优缺点。部分胶质瘤有特征性的DNA甲基化谱，但其检测方法尚未广泛开展，使用受限。

三、整合诊断技术和展望

胶质瘤整合诊断有助于精准分型和治疗决策。各类NGS技术（包括甲基化测序）在未来将得到更广泛的应用。液体活检如CSF-cfDNA检测等也有重要应用潜力。

第三章

鼻咽癌

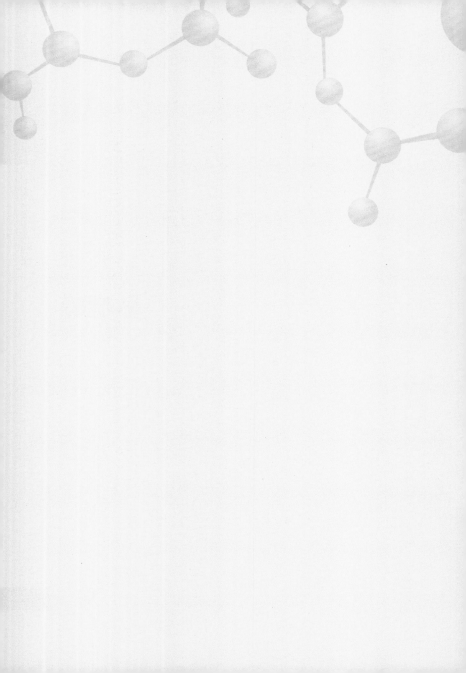

一、病理技术应用

鼻咽癌（nasopharyngeal carcinoma，NPC）病理诊断及分型适用于以下三种情况：①鼻咽活检；②颈部淋巴结或远处转移灶活检；③鼻咽手术切除标本。

（一）标本取材及处理

（1）活检部位推荐：患者鼻咽和颈部都有肿物时，首选鼻咽活检；只有多次活检病理阴性或鼻咽镜未见原发灶时才考虑颈部淋巴结或远处转移灶活检。

（2）手术切除标本需送病理科并全部包埋制片以进一步明确病理诊断。

（3）组织标本处理参照总论。

（二）组织病理学诊断

（1）参照2017年版WHO头颈部肿瘤分类标准。病理类型分为：非角化性鳞癌（或称非角化性癌）、角化性鳞癌、基底样鳞癌。非角化性癌又分为分化型非角化性癌和未分化型非角化性癌。

（2）显微镜下活检组织H&E形态典型可直接诊断为NPC并分型。

（3）当病变组织形态不典型时，推荐应用免疫组化检测上皮标记pan-Cytokeratin（p-CK，克隆号CK AE1/AE3）

和原位杂交检测EB病毒编码小RNA（EBERs）辅助诊断。

（4）鼻咽发生的腺癌和涎腺型癌不属于NPC范畴。

（三）分子靶点检测

局部晚期或复发/转移的NPC活检标本常规免疫组化检测EGFR表达，但目前EGFR检测为非伴随诊断，仅对临床靶向治疗有一定参考意义。类似情况，NPC的PD-L1检测为非伴随诊断，其检测标记有待进一步临床试验加以证实。

二、病理技术局限性

鼻咽有时需多次活检才能取到病变明确诊断。NPC靶向治疗和免疫治疗的相关基因检测应用还在研究开发阶段。新检测技术如NGS及CTC或cfDNA检测等对判断NPC发生发展及转归有潜在临床意义，有待开发临床应用。

三、整合诊断技术和展望

病理学诊断是NPC确诊的依据。对肿瘤浸润淋巴细胞和PD-1/PD-L1表达的评估具有NPC免疫治疗和预测预后的参考价值。分子标记物如DNA甲基化、转录组图谱及CTC或cfDNA等显示潜在临床应用价值。如何整合病理和其他临床特点对NPC进一步分类诊治是将来面临新的挑战。

第四章

甲状腺癌

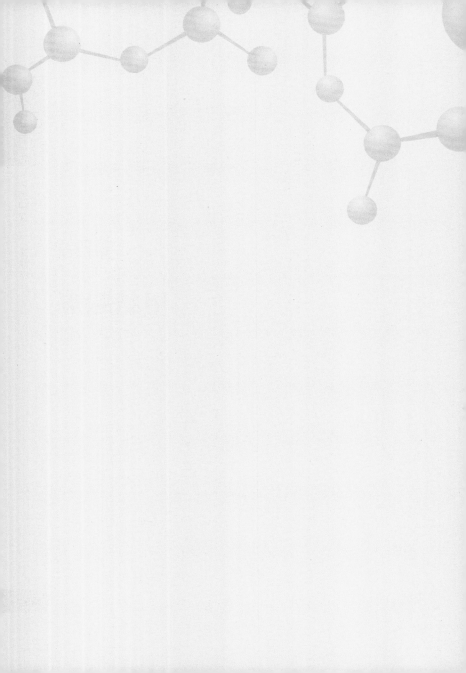

一、技术应用

甲状腺癌标本类型包括细针抽吸细胞学、粗针穿刺活检组织、术中快速冰冻及手术切除标本。对于形态学不典型的病例需结合免疫组化染色、分子检测等辅助明确诊断。

（一）送检标本处理及标本取材

参照总论。

（二）细胞病理学诊断

（1）参照2018年第二版甲状腺细针穿刺细胞学Bethesda诊断系统。

（2）参照2023年甲状腺细针穿刺细胞病理学诊断中国专家共识（2023版）。

（三）组织病理学诊断

（1）参照2022年第五版WHO内分泌及神经内分泌肿瘤分类标准。

（2）粗针活检标本尽可能评估组织学类型及分级。

（3）粗针穿刺活检无法诊断甲状腺滤泡癌、嗜酸细胞癌、浸润性包裹性滤泡亚型甲状腺乳头状癌。

（4）术后标本进一步明确组织学类型。需行分子检测时，可先发组织学初步报告，内容包括组织形态诊断及分级，备注待分子检测结果和整合诊断。

（5）术中冰冻诊断应尽量明确送检组织是否为甲状腺肿瘤、病变性质及评估组织学分级。

（四）免疫组织化学及特殊染色应用

（1）PAX8、TTF-1、TG有助于鉴别甲状腺滤泡上皮起源的肿瘤。神经内分泌标记物、降钙素（calcitonin）、癌胚抗原有助于鉴别甲状腺髓样癌。

（2）S100、GATA-3、GCDFP-15、mammaglobin检测有助于诊断甲状腺分泌性癌。

（3）NTRK有助于鉴别NTRK基因异常相关性甲状腺肿瘤。

（4）Ki67及PHH3染色有助于高级别甲状腺滤泡源性癌、甲状腺髓样癌组织学分级和分类。

（5）BRAF V600E（VE1）免疫组化检测可替代BRAF V600E的分子检测。

（6）PD-L1检测有助于辅助患者免疫治疗的评估。

（7）刚果红染色可用于辅助诊断甲状腺髓样癌。

（五）分子病理检测

分子检测有助于甲状腺肿瘤辅助明确诊断、复发风险分层、指导靶向治疗。分子检测结果需要结合个体的临床、影像学以及细胞学特点进行解读。

甲状腺肿瘤常用分子检测指标及意义如下。

（1）对于甲状腺滤泡起源的癌，主要分子异常包括早期驱动事件：RAS、BRAF突变、RET、NTRK、ALK基因融合，肿瘤进展期分子异常TERT启动子、Tp53基因突变等。

（2）BRAF V600E突变在高细胞型甲状腺乳头状癌中最常见（约占90%）。

（3）柱状细胞型甲状腺乳头状癌与BRAF V600E突变有关，而BRAF融合、RAS突变、TERT启动子突变、CDKN2A缺失和Tp53突变较为少见。

（4）大多数鞋钉型甲状腺乳头状癌存在BRAF V600E突变，通常与Tp53、TERT启动子和PIK3CA突变相关。

（5）具有包膜或界限清晰的滤泡结构的甲状腺肿瘤RAS样突变高发而BRAF V600E突变少见。

（6）若在形态学良性或低风险甲状腺肿瘤中检测到BRAF V600E或其他高危突变，如Tp53、PIK3CA或TERT启动子突变，则应仔细检查整个肿瘤以排除恶性可能。

（7）青少年低分化甲状腺癌（PDTC）患者DICER1突变与预后差相关。

（8）遗传性和散发性甲状腺癌患者最常见分子异常为RET基因突变，突变位点与临床预后相关，以M918T突变最常见。RET基因为临床治疗重要特定药物靶点。

（9）ETV6-NTRK3分子检测有助于明确诊断甲状腺分泌性癌。

（10）甲状腺乳头状癌可发生多种癌症相关基因融合，其中RET、NTRK、BRAF和ALK均为临床治疗重要特定药物靶点。

（11）嗜酸细胞肿瘤有特征性线粒体基因组（mtD-NA）或GRIM19（NDUFA13）基因改变，三分之一以上有拷贝数异常，在电子传递链复合体I亚单位基因中都存在同质或高度异质性（大于70%）线粒体DNA突变。

（12）嗜酸细胞癌还存在复发性突变，包括RAS突变（突变率低于滤泡癌）、EIF1AX、TERT、Tp53、NF1、CDKN1A等。1.9q和11q的丢失与癌症特异性死亡率有关。

（13）过量染色体1q扩增以及mRNA处理器MED12

和 RBM10 的突变，编码 RNA 聚合酶Ⅱ驱动转录和 mRNA 剪接功能的调节蛋白，这些基因突变见于 PDTC 和 PTC 亚型。

（14）表观遗传学异常与 DTC 远处转移的风险增加有关。miR-146a/b、miR-221 和 miR-222 的等 miRNA 过表达与 PTC 不良预后有关。

二、病理技术局限性

基于规范化诊断流程实施是保证准确甲状腺癌病理的前提，但诊断前环节、甲状腺癌形态的多样性、复杂性以及人为经验或培训等因素影响，会影响甲状腺癌病理的精准诊断。如对于有包膜的滤泡型肿瘤取材不全面，或对乳头状癌细胞核的特征把握不准确，将会影响对肿瘤的精准分型。分子病理检测技术方法和平台的多样性更会影响甲状腺癌相关分子检测的结果，如 NGS、qPCR、IHC 等各检测平台均存在假阳性率和假阴性率，需要通过检测策略优化，以最大程度提高驱动基因检测准确性并缩短检测时间、降低成本等。

三、整合诊断技术和展望

甲状腺肿瘤整合诊断有助于精准分型、预后判定、复发分层评估和治疗决策。现代医学需要在现有基础上探索完善的细胞、组织病理评估方法，并与RNA转录组测序、空间转录组测序、蛋白组学、数字病理技术进行整合，以满足临床诊治需求。

第五章

肺癌

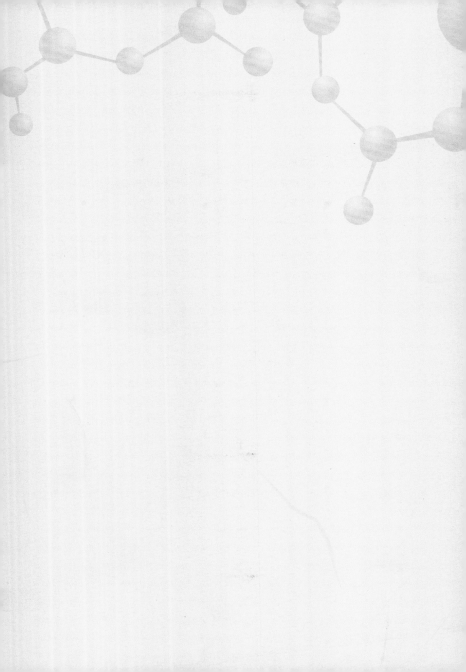

一、病理技术应用

肺癌组织学类型繁多，主要分为非小细胞癌（NSCLC）与小细胞癌（SCLC）两大病理组织类型。肺癌病理诊断原则应根据最新WHO肺癌分类标准。病理诊断内容应满足临床诊断及分期要求，并根据临床治疗指南，进行相应的靶向分子和PD-L1检测等。

（一）标本处理及取材要点

1.标本固定

肺癌手术切除标本包括灌注固定和切开固定两种方式，新辅助治疗后切除标本推荐使用切开固定方式。

2.标本描述

手术切除标本描述肿物与切缘距离、肿物大小、切面性质、肿物与胸膜的关系、周围肺实质的情况。

3.标本取材

活检样本全部取材，晚期肺癌患者穿刺活检组织推荐每个穿刺条单独包埋以满足后续分子检测需求。手术标本取材包括肿物、肿物与胸膜、肿物与周围肺实质以及切缘等，对于小于或等于3 cm肿物全部取材；新辅助治疗后肺标本取材要求更为细致。

（二）组织病理学诊断

肺癌组织学分类主要有腺癌、鳞状细胞癌、小细胞癌等，对于活检样本及手术切除样本，肺癌病理诊断原则和术语各有具体要求。原位腺癌、微浸润性腺癌、腺鳞癌、肉瘤样癌和大细胞癌等的病理诊断术语不能在小活检标本、术中冰冻标本中直接诊断。

（1）小活检标本形态典型时可直接诊断肺腺癌或鳞状细胞癌，勿需免疫组化染色；若分化差或形态不典型，则需行免疫组化染色辅助分类，减少使用"非小细胞肺癌、非特殊类型"的诊断术语。

（2）小活检标本诊断小细胞癌，对于具有特征性形态和免疫表型的病例可直接诊断，而与大细胞神经内分泌癌鉴别有一定难度。

（3）手术切除标本诊断浸润性非黏液性腺癌，可列出肿瘤内各种亚型成分比例（附壁型、腺泡型、乳头型、实体型、微乳头型），并按比例最高的亚型分类。应重视高级别成分（微乳头型、实体型及复杂腺体），并根据WHO分级标准给出浸润性非黏液性腺癌的分级（G1-3级）。

（4）术中冰冻诊断对于早期肺癌结节诊断需结合影

像学及镜下特征等综合考虑；对于腺癌高级别成分、肿瘤沿气腔播散（STAS）和淋巴管/血管浸润等高危病理指标应给予提示或说明，以辅助指导临床术中选择适当术式。

5.新辅助治疗手术切除标本病理评估需明确原发灶残存肿瘤百分比及淋巴结是否有肿瘤残留，以判断是否达到主要病理缓解（MPR）或完全病理缓解（pCR）。

（三）免疫组织化学应用

（1）肺腺癌免疫组化指标包括TTF-1、NapsinA，肺鳞状细胞癌标记物包括p40和CK5/6。

（2）对于形态不典型的小活检标本推荐使用较少标志物用于鉴别诊断（如仅使用TTF-1和p40鉴别鳞癌和腺癌），特别是晚期患者尽可能保留足够组织用于靶向分子检测。

（3）神经内分泌标记物的使用仅限于组织学提示有神经内分泌肿瘤形态特征的肺癌，包括Syn、CgA和CD56以及INSM1。Ki67指标在活检样本中对区分类癌和小细胞癌有鉴别诊断意义。

（4）对于晚期非小细胞肺癌小活检标本在鉴别诊断同时进行ALK融合蛋白和PD-L1免疫组化检测。

（四）特殊染色应用

（1）消化 PAS 或黏液卡红染色：用于判断细胞内黏液分泌，有助于腺癌的诊断。

（2）弹力纤维染色：用于判断脏层胸膜侵犯程度。

（五）分子病理检测

NSCLC 最常见驱动基因变异为 EGFR、KRAS、ALK 和罕见驱动基因变异，包括 ROS1、RET、MET、HER2、BRAF、NTRK1-3 和 NRG1/2 等。PD-L1 作为免疫治疗疗效预测的有效标志物，非小细胞肺癌 PD-L1 检测与分子检测同等重要。

（1）术后 ⅠB-ⅢA 期非鳞 NSCLC 进行 EGFR 突变检测，指导辅助靶向治疗。

（2）不可手术的ⅢB 期及Ⅳ期腺癌或含有腺癌成分的 NSCLC 患者，应在病理诊断同时进行靶向基因检测和/或 PD-L1 免疫组化检测。依据临床靶向用药指南，必检基因有 EGFR、BRAF V600E 和 MET14 外显子跳跃突变等突变基因，以及 ALK、ROS1、RET、NTRK 融合基因，拓展基因包括 KRAS、HER2 突变基因、MET 扩增、NRG1/2 融合、TMB 等。

（3）突变基因检测可采用 qPCR 或 NGS；融合基因

检测可采用 RT-PCR、FISH 或 NGS 的方法，ALK 融合基因检测还包括 Ventana 免疫组化；对于肿瘤标本无法获取或量少不能进行基因检测时，可通过外周血 ctDNA 进行 EGFR 突变检测；推荐对 EGFR TKIs 耐药患者进行 EGFR T790M 检测，且组织检测为"金标准"，组织不可取时，血液检测可作为有效补充。

（4）建议对不吸烟、经小标本活检诊断的鳞癌患者行 EGFR 突变、ALK 和 ROS1 融合基因等检测。

二、病理技术的局限性

基于规范化诊断流程实施是保证肺癌病理诊断准确的前提，但诊断前环节、肺癌病理改变的不典型性或复杂性以及人为经验或培训等因素影响，会导致肺癌病理诊断不能精准到位。对于如何恰当选用免疫组化指标，准确解读各指标以进一步辅助亚型分类，常会影响诊断结果一致性。

分子病理检测技术方法和平台多样性更会影响肺癌相关分子检测结果，各检测平台均存在假阳性率和假阴性率，需通过检测策略优化，以最大程度提高基因检测准确性并缩短检测时间、降低成本。

三、整合诊断技术和展望

随着肺癌病理临床诊断与转化或基础研究的深入以及精准诊治理念的不断提升，临床诊治需求已不仅是组织病理诊断和分子靶向检测。近年新辅助免疫治疗广泛应用、罕见变异靶点药物的不断研发和免疫治疗新型生物标志物的涌现，都要求病理诊断在现有基础上进行整合与技术更新，以满足临床整合诊治需求。

数字病理技术应用为病理技术整合提供另一个平台，其中肺癌AI智能病理与大数据病理，包括肺癌病理结构化报告以及整合分子病理信息等，将助推传统病理为肺癌整合诊治提供全方位病理支持和依据。

第六章

乳腺癌

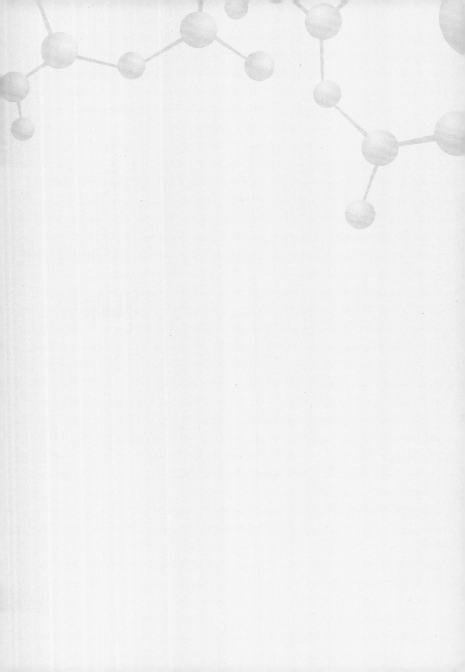

一、病理技术应用

乳腺癌包括原位癌、浸润性癌（非特殊类型）、浸润性小叶癌等组织学类型。活检组织标本病理诊断主要明确有无原位癌及浸润性癌，拟行新辅助治疗的活检标本和手术切除标本需明确浸润癌组织学类型、级别及肿瘤标志物（ER、PR、*HER2* 及 Ki67）在内的病理学指标。

（一）标本处理及取材要点

标本固定、取材参考总论部分及相关共识推荐《肿瘤病理诊断规范（乳腺癌）》。

（二）组织病理学诊断

乳腺浸润性癌病理报告应包括与患者治疗和预后相关的所有内容，如肿瘤大小、组织学类型、组织学分级、有无并存的导管原位癌、有无脉管侵犯、切缘、淋巴结和 ER、PR、*HER2*、Ki67 检测情况等。常规诊断要点参见 WHO《乳腺肿瘤分类（2019 版）》《乳腺癌 TNM 分期（AJCC）》《乳腺癌新辅助治疗的病理诊断专家共识（2020 版）》《中国乳腺导管原位癌病理诊断共识（2022 版）》。

（三）免疫组化应用

参照《免疫组织化学在乳腺病理中的应用共识（2022版）》。

乳腺原位癌和浸润癌的区别在于癌细胞是否突破肌上皮和基底膜浸润间质。最常用鉴别诊断标记物是肌上皮细胞标记，如p63、肌性分化标志、SMMHC、calponin或SMA。小叶癌与导管癌的鉴别诊断常用免疫组化标记物包括E-cadherin、p120和β-catenin。极性翻转高细胞癌可采用特异性抗体IDH2 R172S或IDH1/2（R132/172）进行免疫组化检测；分泌性癌常表现为S100和高分子量角蛋白弥漫阳性，可用pan-TRK抗体免疫组化检测进行初筛；80%经典型腺样囊性癌具有免疫组化MYB染色阳性；免疫组化MUC1/EMA表达于微乳头结构的腔缘面有助于浸润性微乳头状癌与癌巢收缩形成的假性腔隙相鉴别。乳腺原发癌与转移瘤的鉴别诊断：常用提示乳腺来源的标记物包括ER、GCDFP-15、mammaglobin、GATA-3、SOX10、FOXC1、TRPS1等。

乳腺癌预后及疗效预测标记：雌激素受体（estrogen receptor，ER）和孕激素受体（progesterone receptor，PR）、人表皮生长因子受体2（HER2）及Ki67，所有的浸润性乳腺癌均应进行上述标记免疫组化检测。导管原位癌应进行 ER 和 PR 检测。建议按照 2015 版《乳腺癌雌、孕激素受体免疫组织化学检测指南》《乳腺癌 *HER2* 检测指南（2019 版）》进行规范化检测和报告。Ki67 计数以任何强度的浸润癌细胞核着色计为阳性，以阳性细胞百分比作为 Ki67 增殖指数。程序性细胞死亡配体 1（PD-L1）免疫组化检测主要适用于晚期、复发性和转移性三阴性乳腺癌。

（四）特殊染色应用

PAS 染色可用于浸润性癌（非特殊类型）的特殊生长模式诊断（富于糖原透明细胞癌，富于脂质的癌等）、腺样囊性癌、分泌性癌等的辅助性诊断。网状纤维染色有助于明确腺管周围基底膜的存在与否。

（五）分子病理诊断

（1）乳腺癌分子分型是评估患者预后和指导个体化治疗的重要依据。临床中常用的分子分型替代方法，使用 ER、PR、*HER2* 和 Ki67 四个免疫组化标记物将浸润性乳腺癌分为腔面 A 型（luminal A）、腔面 B 型（luminal B）、*HER2* 阳性型（*HER2*-enriched）和三阴性四个亚型。

（2）基于多基因表达谱检测的复发风险评估：包括
21基因（Oncotype Dx）、70基因（MammaPrint）、28基
因（RecurIndex）、12基因（EndoPredict）和乳腺癌指数
（breast cancer index，BCI）等，通过检测乳腺肿瘤组织
基因mRNA表达水平为预后评估及疗效预测提供信息。

（3）乳腺癌易感基因（breast cancer susceptibility
gene，*BRCA*1/2）包括*BRCA*1和*BRCA*2，5%~10%乳腺
癌患者具有明确遗传基因突变，其中*BRCA*1/2占15%。
*BRCA*1/2基因突变可导致HRD，其可能与铂类或聚二磷
酸腺苷核糖聚合酶（poly ADP-ribose polymerase，
PARP）抑制剂等疗效密切相关。目前一般采用NGS技
术检测。Sanger测序用于验证*BRCA*1/2基因点突变和小
片段插入/缺失；多重连接依赖性探针扩增（multiplex li-
gation-dependent probe amplification assay，MLPA）常用
于*BRCA*1/2基因大片段重排的检测。

（4）特殊类型乳腺癌的分子病理诊断：分泌性癌常
具有ETV6 :: NTRK3融合基因；腺样囊性癌具有MYB ::
NFIB融合基因、MYBL1基因重排或MYB基因扩增；黏
液表皮样癌常伴有CRTC1 :: MAML2融合基因，乳腺腺
肌上皮性肿瘤常存在HRAS Q61R/K热点突变；伴极性

翻转的高细胞癌常存在 *IDH2 R*172 热点突变，上述基因改变可使用肿瘤组织标本通过 FISH、qPCR 或 NGS 进行检测。

二、病理技术局限性

乳腺癌诊治相关标志物检测所依托的检测平台和技术方法多样，如 IHC、FISH、qPCR 及 NGS 各具优势及局限性。乳腺癌肿瘤标记物表达存在时间和空间异质性，表现为不同方法平台间、原发灶与转移灶、穿刺标本与手术切除标本检测结果可能存在不一致。

三、整合诊断技术和展望

随着乳腺癌临床和基础研究深入以及精准整合诊治理念的不断提升，要求病理诊断在现有基础上进行整合与技术更新，满足临床诊治需求。*ESR*1 突变、*PIK3CA* 基因突变和 *HER*2 突变可用肿瘤组织标本及血浆 ctDNA，采用 qPCR 或 NGS 检测突变状态，为准确诊疗提供预测标志物。

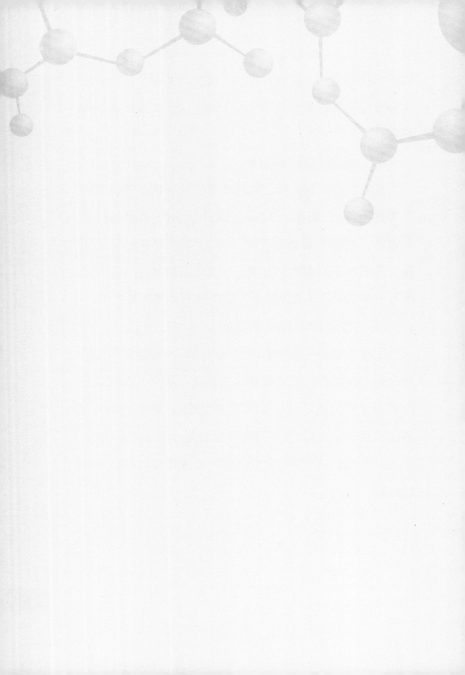

第七章

食管癌

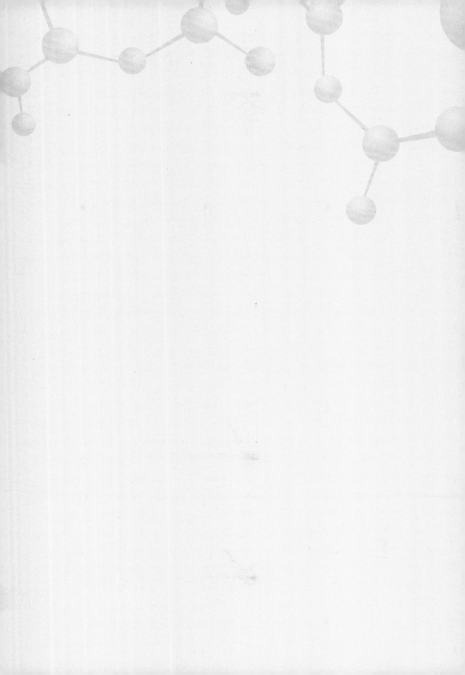

一、病理技术应用

食管癌常见标本类型包括内镜活检标本、EMR/ESD 和根治切除术标本。

（一）送检标本处理及标本取材

参照总论。

（二）组织病理学诊断

食管癌组织学分类依据 2019 版《世界卫生组织消化系统肿瘤分类》。病理诊断的主要内容包括以下几点。

（1）主体肿瘤：组织学类型、亚型及分级、浸润深度、切缘、淋巴管/血管浸润、神经侵犯、壁内转移。

（2）癌旁：上皮内瘤变/异型增生及程度、Barrett 食管，有无食管炎、胃炎及类型。

（3）淋巴结转移：转移淋巴结数/淋巴结总数。

（4）病理退缩反应：适用于新辅助治疗的病例。

（三）免疫组化应用

免疫组化应用分为两方面，一方面用于诊断和鉴别诊断，一方面用于指导治疗。

（1）诊断和鉴别诊断相关指标：根据鉴别目标选取标记物，食管鳞状细胞癌典型的免疫表型为 CK5&6+/p40+/p63+，食管小细胞癌典型的免疫表型为 Syn+/

CgA+/CK5&6-/p40-/p63-。如怀疑有淋巴管/血管浸润，尤其对内镜下切除标本，建议做免疫组化指标CD31、D2-40明确。

（2）治疗相关指标：PD-L1检测：对拟采用PD-1抑制剂治疗的食管鳞状细胞癌患者，推荐癌组织中评估PD-L1表达CPS评分。PD-L1 22C3 pharmDx免疫组化检测试剂盒已获NMPA批准，用于识别可接受帕博利珠单抗治疗的肿瘤组织中PD-L1 CPS大于或等于10，且既往经一线全身治疗失败的局部晚期或转移性食管鳞状细胞癌患者。

二、病理技术局限性

规范化取材、制片和诊断流程是保证准确病理诊断的前提，尤其是内镜下切除标本高危因素评价关系到患者需否接受补充手术或放化疗，但取材、制片及人为经验或培训等因素影响，会致病理诊断不能精准到位。新辅助治疗的病理评价目前存在取材不规范和评价标准不统一等问题。PD-L1检测存在伴随诊断试剂和平台可及性和判读不规范等问题。目前食管癌缺乏有效的靶向治疗及相关分子病理检测手段。

三、整合诊断技术与展望

随着分子病理检测技术的发展，未来病理诊断技术基于病理形态，整合液体活检、NGS检测，应用于食管癌诊疗的全程化管理。

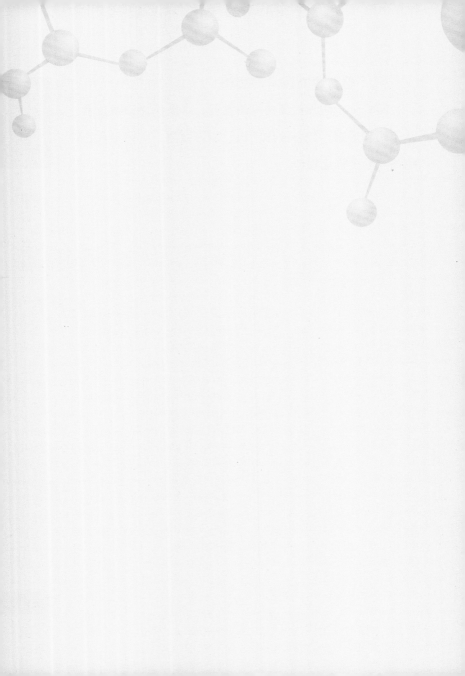

第八章

肝癌

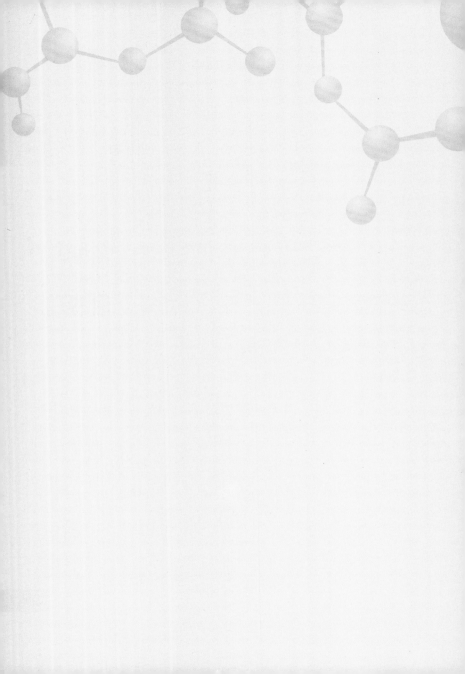

原发性肝癌包括肝细胞癌（hepatocellular carcinoma，HCC）、肝内胆管癌（intrahepatic cholangiocarinoma，ICC）及混合型肝细胞–胆管癌（combined hepatocellular–cholangiocarcinoma，cHCC-CCA）等三种类型，以HCC最常见、ICC次之、cHCC-CCA少见。近年，我国相继制定了HCC和ICC病理诊断指南。

一、肝细胞癌病理诊断

（一）病理技术应用

1.大体标本取材

（1）于肿瘤最大剖面，分别在12点、3点、6点和9点位置，于癌与癌旁肝组织交界处按1∶1比例取材。

（2）在肿瘤中央区取材1块。

（3）对距瘤边缘小于或等于1 cm（近癌旁）和大于1 cm（远癌旁）区肝组织各取材1块。

（4）对体积较大结节和多结节可增加取材，对小于或等于3 cm小肝癌可全部取材。

2.组织病理学诊断

（1）常见类型有细梁型、粗梁型、假腺管型、团片型、硬化型及纤维板层型，少见类型有脂肪性肝炎型及富淋巴细胞型等。

（2）组织学分级可采用 WHO 三级分级法或 Ed-mondson-Steiner 四级分级法。

（3）根据中国 MVI 病理分级方案进行分级（M0、M1、M2）。若癌旁肝组织过少，不适用七点基线取材和 MVI 分级，应在报告中说明。

（4）对癌旁肝组织炎症和纤维化程度应进行相应病理分级。

（5）对肝细胞不典型增生、异型增生灶或异型增生结节应说明。

（6）对手术切除 HCC 进行 pTNM 分期。

（7）对新辅助/转化治疗后坏死程度，按照"完全病理缓解"和"明显病理缓解"分类诊断。

（8）不建议使用"肝细胞（性）肝癌"的诊断名称。

3.免疫组织化学

（1）判断肝细胞来源，但不能区别良恶性的标志物：Arginase-1、Hep Par-1、CD10、pCEA、BSEP 等。

（2）判断良恶性的标志物：Glypican-3、CD34、GS、HSP70 等。

（3）双表型肝细胞癌在形态上为典型 HCC，可同时表达肝细胞和胆管细胞标志物，侵袭性强，需通过免疫组化检查做出诊断。

（4）HBsAg：可作为高度异型增生结节和高分化HCC的辅助诊断指标。

4.分子病理检测

复发性和多结节性HCC存在单克隆和多克隆两种起源模式，有条件时可做肿瘤克隆起源检测。

（二）病理技术局限性

目前HCC尚无明确的药物分子靶点，对此需加大靶点筛选和研究力度。

（三）整合诊断技术和展望

MVI是HCC术后复发和转移的重要风险因素，也是术后抗复发治疗的重要参考依据。因此，需要对MVI的空间分布及起源模式做更深入的研究。

二、肝内胆管癌病理诊断

（一）病理技术应用

1.大体标本取材

推荐七点基线取材法。对管周浸润型ICC需加强对受侵胆管壁与周围肝实质交界处及胆管切缘取材。

2.组织病理学诊断

（1）大胆管型 ICC：来自肝内大胆管（区胆管-段胆管）衬覆上皮或胆管周腺体，癌细胞立方形或柱状，含黏液性胞质，排列成不规则腺管状，纤维间质丰富，常有脉管和神经侵犯及淋巴结转移，预后较差。

（2）小胆管型 ICC：来自肝内小胆管（隔胆管-小叶间胆管），癌细胞立方形或低柱状，排列成密集小腺管状，缺乏黏液分泌，预后较好。

（3）细胆管癌：来自肝内终末胆管（细胆管-赫令管），癌细胞小立方形，在透明变性的胶原纤维间质内呈松散的成角小导管、条索状或分支状排列，预后较好。

（4）伴胆管板畸形型特点的 ICC：肿瘤腺腔囊状扩张，衬覆单层扁平、小立方形或低柱状上皮，向腔内呈息肉样突起，预后较好。

（5）HCC 样 ICC：癌细胞呈多角形，胞质嗜酸性，呈梁索状或巢团状排列，类似 HCC，表达胆管细胞标志物，不表达肝细胞标志物。

（6）混合型 ICC：含上述多种 ICC 组织成分，应描述每种亚型占比情况。

（7）组织学分级为高、中、低分化。

（8）对癌旁肝组织炎症和纤维化程度进行分级。

（9）对手术切除 ICC 进行 pTNM 分期。

（10）不推荐使用"（肝内）胆管细胞癌"的诊断名称。

3.免疫组织化学

（1）大胆管型 ICC：S100P 和 MUC5AC 等。

（2）小胆管型 ICC：CRP 和 N-cadherin 等。

4.特殊染色

黏液染色：大胆管型 ICC 阳性，小胆管型 ICC 阴性。

5.分子病理检测

（1）IDH1/2 基因突变和 FGFR2 基因融合/重排：小胆管型 ICC 常见。

（2）*HER2* 基因扩增、BRAF V600E 基因突变、NTRK 基因融合、RET 基因融合、微卫星高度不稳定性、高 TMB 等，大胆管型 ICC 常见。

（二）病理技术局限性

目前已知的 ICC 药物分子靶点变异频率较低，难以满足临床需求，需进一步寻找 ICC 高频药物分子靶点。

（三）整合诊断技术和展望

研究 ICC 组织亚型与分子靶点之间的相关性，对提高 ICC 精准化诊断和个体化整合治疗水平具有实际意义。

第九章

胃癌

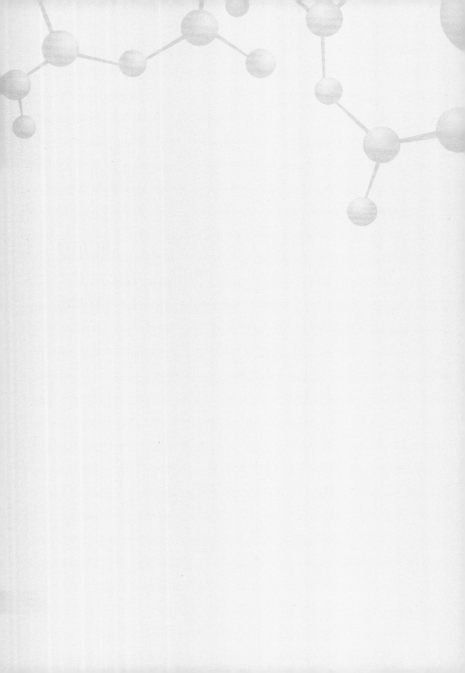

一、病理技术应用

胃癌的常规病理检查标本主要包括内镜下活检或切除标本、外科切除标本以及体液标本等。术中快速冷冻病理检查主要用于外科切缘评估（尤其是当内镜下诊断为低黏附性癌时）。形态学病理诊断及相关风险因素评估是对患者进行内镜下切除、外科切除和/或围手术期综合治疗的直接依据，而通过免疫组化（IHC）、原位杂交（ISH）和基因检测等技术对组织或体液样本进行的相关标志物检测，会有助于患者的整合诊疗。

（一）送检标本处理及取材

1.标本固定

参照总论；内镜下黏膜下剥除（ESD）标本需适当延展后固定。

2.标本描述

描述和取材均按照《肿瘤病理规范化诊断标准第4部分：胃癌病理诊断标准》规定要求进行。

3.标本取材

内镜下活检或切除标本应全部取材，内镜下切除标本切割时要注意暴露切缘，切割组织条需按规定顺序和方向放置、包埋。内镜医师希望重点观察的部位，宜用手绘图标识或与病理医生共同取材。外科标本肿块较大者应在不同位点取材；新辅助治疗后切除标本内肿块不明显者需将可疑瘤床全部取材。应取材所有可触及的淋巴结，原则上应检出16枚或以上；建议手术医师分组送检淋巴结。腹水或腹腔冲洗液样本可离心涂片和/或制作细胞蜡块。

（二）组织病理学诊断

（1）参照2019版《WHO消化系统肿瘤分类》和《AJCC病理分期第八版》进行诊断和分期。

（2）活检标本需明确病变性质、类型和分级。

（3）ESD和外科标本病理报告应至少包含：大体分型、组织类型（混合性癌要列出各成分占比）、Lauren分型、分级、病变大小、浸润深度、脉管和神经侵犯及切缘情况；外科标本需报告淋巴结转移及癌结节数目以及远处转移（如切取）情况；周围有无上皮内瘤变等。ESD病例必要时可做复原图。

（4）新辅助治疗后手术标本应行肿瘤退缩分级（TRG）。

（5）建议采用胃癌结构化病理报告系统。

（三）免疫组织化学

（1）早期胃癌应酌情行Ki67、p53、CD31、D2-40、

DES等染色和黏液染色。

（2）特殊类型胃癌如神经内分泌癌（Syn，CgA，Ki67等）、肝样腺癌（AFP、GCP3和SALL4等）等需检测相应标志物以辅助诊断。

（3）所有进展期胃腺癌应行 *HER2* 检测。

（4）所有新诊断的胃癌应行错配修复（mismatch repair，MMR）蛋白检测。

（5）PD-L1伴随诊断检测需注意选用适宜平台和相应抗体克隆号，待测组织内活肿瘤细胞数量需大于100个/张切片，评估采用CPS评分法。

（6）可用panTRK染色筛查NTRK融合阳性胃癌，或复核NGS结果。

（四）分子病理检测

（1）MSI检测位点和评估方法同结直肠癌。

（2）对于 *HER2* IHC 2+的病例，应行FISH/DISH检测明确 *HER2* 基因状态。

（3）进展期胃癌宜行EBER检测。

（4）对标准治疗失败的胃癌患者，可酌情采用基于DNA或RNA的NGS、qPCR或FISH方法检测NTRK融合。

（5）根据临床诊疗需求，可基于组织、外周血或腹水等对胃癌患者进行 NGS 检测，内容包括 TMB、MSI、NTRK 和 *HER2* 等；疑为家族性或遗传性胃癌者可检测 CDH1 等基因是否发生胚系突变。

二、病理技术局限性

胃癌病理诊断的根本仍为组织学诊断，而胃癌标志物检测需要实验室建立标准检测流程并做好质量控制，如标本未能及时剖开充分固定会导致 *HER2* 或 MMR 等出现假阴性结果；对于 FGFR2、Claudin18.2 等尚缺乏统一判读标准。目前，液体活检和 NGS 技术的临床应用还无标准检测方案，检测人员要面对复杂的检测体系以及海量信息解读的挑战。另外，胃癌免疫微环境评分体系尚不健全，难以系统指导免疫治疗。

三、整合诊断技术和展望

随着 NGS、液体活检、类器官（PDO）或快速人源肿瘤异种移植（PDX）活组织培养模型等技术的临床应用越来越广，对胃癌发病机制、分子分型及分子靶向或免疫治疗相关靶点等的研究不断深入，未来期望能对胃癌细胞克隆及微环境中的各种相关因素进行整合分析，并通过 MDT 和/或分子肿瘤专家委员会（MTB）的整体整合医学模式（HIM），来综合实施胃癌的个体化整合诊疗。

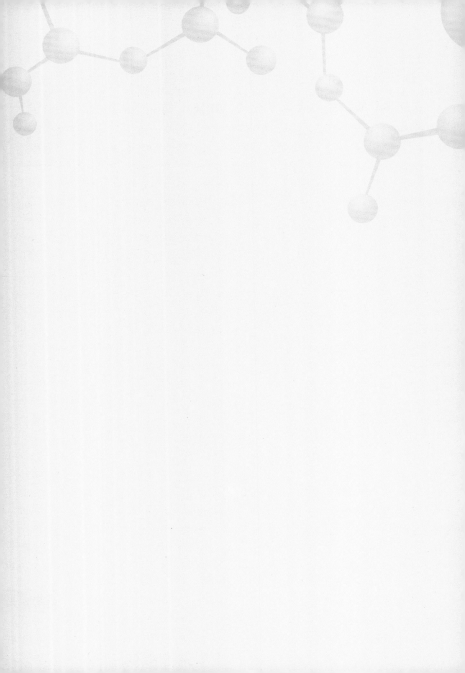

第十章

胰腺癌

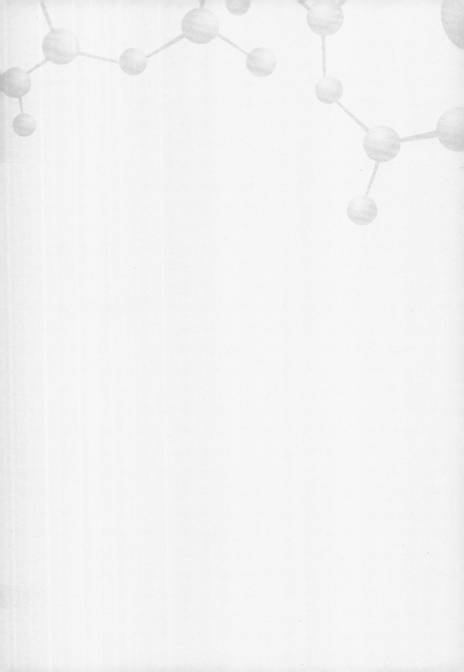

一、病理技术应用

胰腺癌术前可选择细针穿刺吸取细胞学或活检确定有无肿瘤及肿瘤类型，对形态学不典型者需结合免疫组化染色；手术标本需明确病理类型、病变范围、切缘等。

（一）送检标本处理及标本取材

根据肿瘤发生部位，常用手术方式包括胰十二指肠切除术（Whipple 术）、远端胰腺切除术及全胰切除术等。核对及固定参照总论。规范处理及取材。病理报告内容参照 2019 年第五版 WHO 消化系统肿瘤分类标准。

胰腺细针穿刺活检细胞学诊断报告，建议采用美国细胞病理协会（Papanicolaou Society of Cytopathology）发布的 2014 版胰胆管细胞学指南中的诊断分类标准，包括样本不满意、未见瘤细胞（阴性）、非典型细胞（核异质细胞）、肿瘤（良性，或其他）、找到可疑恶性肿瘤细胞、找到恶性肿瘤细胞等六类；基本涵盖胰腺主要病变。

术中冰冻：通常送检胰腺切缘及胆管切缘，全部取材，评估是否有肿瘤残余。

（二）胰腺癌的组织病理学诊断

1.导管腺癌

胰腺导管腺癌有多个病理变异亚型，包括腺鳞癌和鳞癌、胶样癌、肝样腺癌、髓样癌、浸润性微乳头状癌、印戒细胞癌、未分化癌、伴破骨细胞样巨细胞的未分化癌等。各变异亚型具有不同于经典导管腺癌的预后和基因改变，故需在病理报告中明确报告。诊断腺鳞癌时，腺癌和鳞癌成分均需超过30%。胶样癌时，细胞外黏液要超过80%，多同时伴有肠型IPMN，预后较好。髓样癌境界清楚、推挤性生长、合体样细胞伴间质较多淋巴细胞聚集。浸润性微乳头状癌要求微乳头结构不低于50%，常伴较多中性粒细胞浸润，具更高侵袭性。诊断胰腺未分化癌时，瘤细胞无明显分化趋向，腺样结构很少；且瘤细胞密集，间质成分少。

2.胰腺腺泡细胞癌

腺泡细胞癌多呈腺泡或实性片状、梁状等结构，细胞多有嗜酸性颗粒状胞浆，PAS和PASD阳性，大部分病例细胞核内见明显核仁。部分病例形态学与神经内分泌肿瘤有重叠，且可灶性表达神经内分泌标记物，需注意鉴别。

3.胰腺混合性肿瘤

胰腺混合性肿瘤极为罕见，导管、腺泡、神经内分泌分化等任意两个或三个分化方向混在一起，每种肿瘤大于30%方可诊断；混合性腺泡-神经内分泌癌最为常见。

4.胰母细胞瘤

胰母细胞瘤是极为少见的恶性上皮性肿瘤，以向腺泡方向分化为主，可见小灶导管和神经内分泌分化，鳞状小体为其特殊形态特征。多发生在10岁以下儿童中，偶见成人型胰母细胞瘤。

5.胰腺神经内分泌肿瘤

包括神经内分泌瘤（NETs，G1、G2、G3）和神经内分泌癌（包含小细胞癌与大细胞神经内分泌癌）。神经内分泌瘤分级标准依靠核分裂数和Ki67指数。小细胞癌与大细胞神经内分泌癌的主要鉴别在于细胞核结构和/或胞浆的丰富程度，免疫组化不能鉴别两者。

6.新辅助治疗手术标本

病理评估需明确原发灶和淋巴结转移灶残存肿瘤百分比，以判断是否达到主要病理缓解（MPR）或完全病理缓解（PCR）。

（三）免疫组化应用

导管分化，主要表现为腺管或乳头结构，伴有黏液分泌，可表达MUC1、MUC5AC、MUC6、CEA等，最常见为胰腺导管腺癌；部分可不伴黏液分泌，如未分化癌，免疫组化显示panCK和vimentin阳性。胶样癌免疫组化不同于经典导管腺癌，MUC2和CDX2阳性。髓样癌多有微卫星不稳定，免疫治疗效果好，预后好于经典型导管腺癌。腺泡分化肿瘤，主要表现瘤细胞产生胰腺外分泌酶，免疫组化表达胰蛋白酶、脂肪酶及BCL10；最常见为腺泡细胞癌。胰母细胞瘤则可不同程度向三个方向分化，免疫组化显示胰母细胞瘤大部分有AFP阳性，β-catenin细胞核局灶阳性，有些病例，核阳性仅局限于鳞状小体，且为EMA阳性。

（四）特殊染色应用

弹力纤维染色，有助于识别脉管内瘤栓；PAS染色，可帮助识别腺泡细胞癌。

（五）分子病理学诊断

胰腺导管腺癌最常见基因改变包括癌基因KRAS突变及抑癌基因p53、SMAD4（DPC4）及CDKN2A的失活；此外，约15%有BRCA2等DNA修复基因突变，具临床意义。目前尚无有效针对胰腺癌的靶向治疗药物，针对KRAS的药物等尚在临床试验中。胰腺癌仅约1%有微卫星不稳定，故免疫治疗机会有限。

二、病理技术的局限性

胰腺活检因取材有限，故可能漏掉病变，出现假阴性结果，且有伴发胰瘘的危险。在影像学引导下的细针穿刺吸取细胞学虽微创，但无论是术中还是经皮或内镜下穿刺也可能因吸取细胞少，而达不到确诊目的；且肿瘤细胞量少不足以做分子检测。胰腺有些肿瘤形态学有重叠，如腺泡细胞癌和神经内分泌肿瘤，有时容易混淆。分化好的 NET G3 和 NEC 有时尚难鉴别。

三、整合诊断技术和展望

胰腺肿瘤手术切除标本复杂，涉及器官较多，标本取材是正确诊断的基础，尤其要找到腹膜后切缘，并明确报告，为术后患者下一步治疗方案选择提供规范化病理诊断基础。另外，如发现明确的癌前病变及伴发病变，要在病理报告中体现出来，以期能合理解释临床症状及影像学表现。目前胰腺导管腺癌尚无具有价值的分子靶向药物标记物。

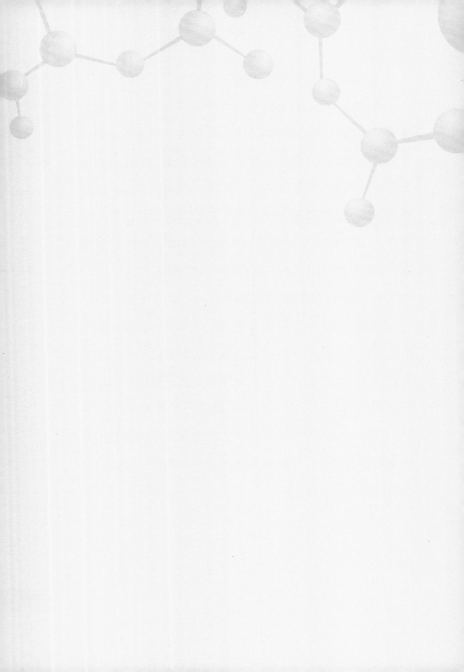

第十一章

胆囊癌及肝外胆管癌

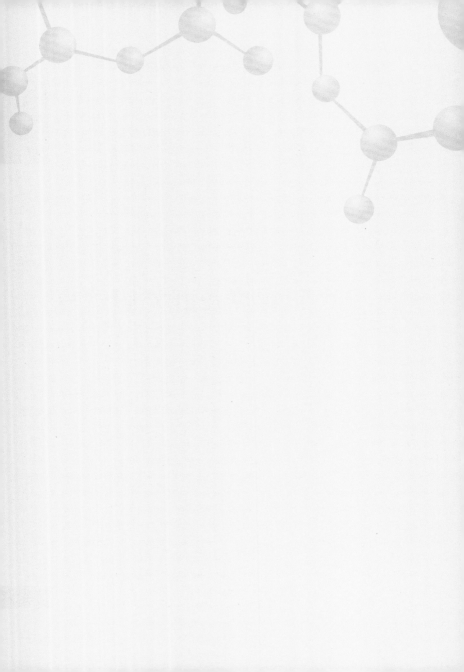

一、病理技术应用

胆囊及肝外胆管上皮性肿瘤组织学分型参照2019版WHO消化系统肿瘤分类。送检标本类型包括术前胆道刷片细胞标本、胆道活检组织标本、术中冰冻活检组织标本和术后切除组织标本等。术前和术中活检标本应尽量明确病变性质,术后切除标本应充分取材。最终病理报告以恶性肿瘤整合诊疗思路为基础,针对不同标本类型将组织病理学与分子病理学紧密整合。鼓励针对现有临床靶向药物或免疫治疗药物的应用,积极开展相关分子病理检测。

(一)送检标本类型、标本描述及取材要点

1.胆道细胞学标本和胆道活检组织标本

胆道细胞刷检,内镜超声引导的细针穿刺和口腔内胆道镜技术等,获取样本直接涂片或制作液基涂片后,使用巴氏或HE染色后诊断。目的:明确病变性质。要点:及时固定或涂片,避免细胞退变。

2.冰冻送检标本

包括破碎胆囊、完整胆囊、胆囊附带部分肝、肝门胆管附带部分肝、远端肝外胆管及胰十二指肠切除标本(详见胰腺癌病理诊断章节),还可送检胆管切缘、网膜

或肝脏结节、淋巴结等。目的：明确病变性质及切缘有无肿瘤。要点：最重病变与切缘取材，必要时多个切缘分别判断。

3.常规送检标本（标本固定见总论）

同冰冻送检标本类型。目的：完善最终病理报告内容。要点：按照规范充分取材。

4.组织学充分取材要点

（1）胆囊病变取材：首先通过观察和轻触预判病变位置，对胆囊肝床面和胆囊颈切缘进行涂墨，尽量在病变对侧沿胆囊长轴打开胆囊并暴露病变。取材内容需注意病变区与浆膜面或肝面交界。胆囊病变切缘取材：完整胆囊取胆囊颈切缘，不完整胆囊取最远端或临床告知最远端切缘。

（2）肝外胆管病变取材：首先据临床标识，明确胆管近肝和远肝切缘，并沿胆管长轴打开胆管暴露病变。取材内容同胆囊病变取材内容。肝外胆管病变切缘取材：明确标本胆管近肝缘或胆管远肝缘，根据病变区与切缘距离可选择环切或纵切。

（3）淋巴结取材：胆囊颈周边取可扪及淋巴结，及临床分组送检淋巴结。

（二）细胞及组织病理学诊断

1.胆管细胞学诊断

胆道细胞学标本包括：①诺丁汉分类的C1-C5分类系统；②胰胆管细胞学巴氏细胞病理协会报告系统的六层分级系统。

2.手术标本组织学分型

参照2019版WHO消化系统肿瘤分类中胆囊及肝外胆管肿瘤章节。

3.浸润性癌组织学分级

主要针对非特殊型/普通型腺癌，G1、G2、G3级或GX（不能评估）。

4.病理学分期及高危因素评估

T分期，胆囊癌应明确区分浸润浆膜层或肝脏面，肝外胆管癌尽可能描述浸润深度具体数值（小于5 mm；大于或等于5且小于或等于12 mm；大于12 mm）及侵犯相邻解剖结构。N分期指淋巴结转移情况。高危因素包括：神经脉管侵犯及切缘情况。

5.其他

（1）对混合性肿瘤，需从形态学及免疫组化标记两方面加以证实，并报告每种类型成分占比。

（2）周围黏膜癌前病变的标注。

（三）免疫组化应用

（1）为提高报告时效，推荐使用标志物套餐进行诊断及鉴别诊断，特别是排除转移性腺癌。

（2）胆囊及肝外胆管恶性上皮肿瘤中腺癌常见，如遇混合性肿瘤成分，p40是鳞癌较特异标志物；具神经内分泌形态特征需加做神经内分泌标志物（SYN、CD56、CgA、NSE）等。

（3）依据2022版中国肿瘤整合诊治指南（CACA）胆囊癌部分，对晚期胆囊癌患者，按临床需要加做 *HER2* 靶向治疗相关免疫组化指标。

（4）需免疫治疗病例可拓展采用免疫组化MMR的4个蛋白、PD-L1检测。

（四）特殊染色应用

（1）消化PAS及黏液卡红染色：用于判断细胞内黏液，鉴别瘤细胞是否分泌黏液。

（2）弹力纤维染色：用于判断静脉壁是否被侵犯及静脉内是否存在癌栓。

（五）分子病理诊断

（1）靶向治疗 *HER2* 检测理论依据：国外研究报道

约16%胆囊癌具有ERBB2基因扩增；我国多中心研究通过对57对胆囊癌组织/正常样本全外显子组和超深靶向测序发现HER信号通路是胆囊癌最显著突变通路。可用免疫组化及FISH检测。

（2）免疫治疗MSI-H检测理论依据：胆囊癌在PD-L1表达、MSI-H和TMB-H方面的潜在免疫治疗疗效预测生物标志物阳性比率高于肝外胆管癌。可拓展采用MSI-PCR检测。

二、病理技术局限性

随着对胆囊癌及肝外胆管癌临床研究的深入及靶点药物的推动，分子病理检测已在病理科开展。在有限样本前提下，怎样高效高质低成本筛出有效治疗靶点是值得思考的问题。对不同临床分期及组织学亚型选用合适检测方式尤为重要。

三、整合诊断技术和展望

胆囊癌及肝外胆管癌在临床及基础研究推动下，肿瘤个体化整合治疗使临床医生对患者的治疗选择有了更精准的依据，而其精准化信息正是来自于组织病理诊断及分子病理检测的合理整合。

随着各类肿瘤指南更新，胆囊癌及肝外胆管癌常见基因改变及相关治疗方案，涉及不同分子病理检测方法并合理应用不同检测平台。在病理报告中尽量提供完善靶向治疗（*HER2*）或拓展免疫治疗（PD-L1、MMR）的预测标志物的检测及判读，以及可针对热点基因相关临床研究采用ARMS方法检测KRAS、BRAF及PIK3CA等基因。用于二线治疗二级推荐检测基因如IDH1、FGFR2及NTRK1-3等可按需推进。综合正确做出（或解读）分子病理报告，为患者后续治疗提供依据。

第十二章

胃肠道间质瘤

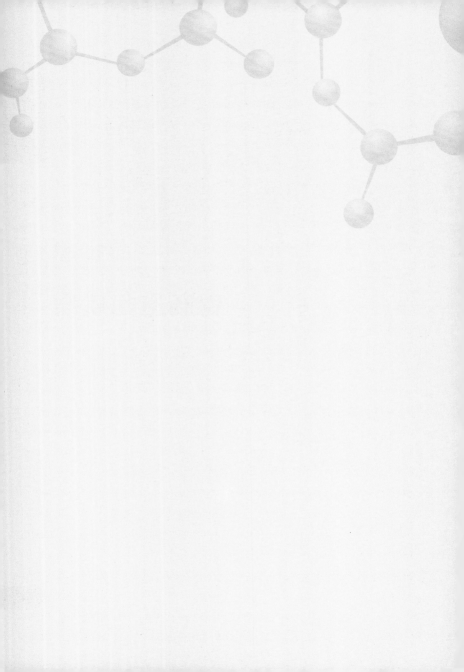

一、病理技术应用

胃肠间质瘤标本包括活检标本和手术标本。活检标本明确诊断，并进行基因突变检测。手术标本明确诊断、危险度评估/预后分组和基因突变类型。

（一）送检标本处理及取材

参照总论。

（二）组织病理学诊断

（1）参照2020年第5版WHO软组织肿瘤分类，危险度评估参照NIH2008中国专家共识改良版，预后分组参照WHO软组织肿瘤分类。

（2）活检标本明确诊断，并进行基因突变检测。

（3）手术标本明确组织学亚型，计数核分裂象，病理报告包括危险度评估/预后分组和基因突变类型。

（三）免疫组化标记

（1）所有病例进行CD117和DOG1标记，需加用阳性对照。

（2）如肿瘤发生于胃，特别是发生于儿童和青年女性患者的上皮样型或混合型，加用SDHB标记。SDHB阴性者，加做SDHA标记。

（四）分子病理检测

（1）常规采用一代测序检测 KIT/PDGFRA 基因突变检测，包括 KIT 基因 9、11、13、17 号外显子和 PDGFRA 基因 12、14 和 18 号外显子。继发突变肿瘤加做 KIT 基因 14 号和 18 号外显子检测。

（2）采用二代测序检测野生型胃肠间质瘤分子改变，包括 SDH 亚单位（A/B/C/D）、BRAF、NF1、KRAS 和 PIK3CA 等基因突变检测，FGFR1、NTRK3、BRAF 和 ALK 等基因重排检测。

二、病理技术局限性

一代测序尚未广泛开展。缺乏针对胃肠间质瘤基因改变的二代测序检测。

三、整合诊断技术和展望

胃肠间质瘤整合诊断有助于精准诊断和靶向治疗。一代测序在未来将得到更广泛的应用。针对胃肠间质瘤的二代测序将有助于同时解决经典型和野生型胃肠间质瘤的分子检测，并在将来取代一代测序检测。

第十三章

神经内分泌肿瘤

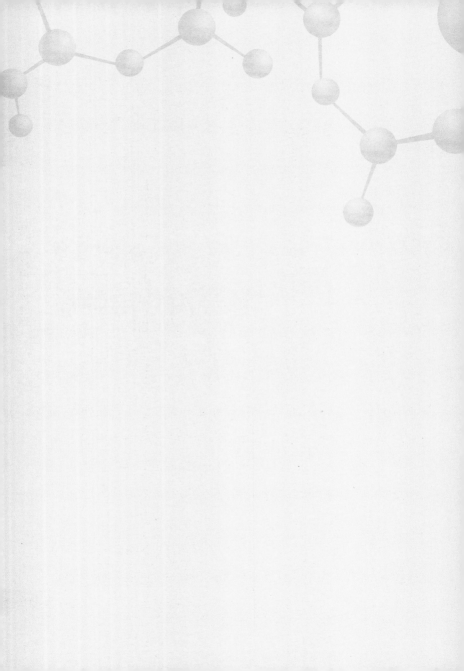

一、病理技术应用

神经内分泌肿瘤（neuroendocrine neoplasm，NEN）遍及全身各系统，呈现神经内分泌细胞分化，但生物学特征多变。通过免疫组化染色和分子遗传学检测等技术运用，明确其分类和分级，研究其分子生物学特点。

（一）送检标本处理及取材要点

参照总论。

（二）组织病理学诊断

1.规范术语与分类

WHO的IARC专家组达成共识，将各系统NEN统一规范命名并分类。依其组织起源分为上皮性和神经性NEN（即副神经节瘤），上皮性NEN包括高分化神经内分泌瘤（NET）和低分化神经内分泌癌（NEC）。同时遵循各脏器起源差异，采用兼称或保留少部分原有命名和分类。另外混合性腺-神经内分泌癌MANEC更名为混合性神经内分泌-非神经内分泌肿瘤MiNEN。

2.NEN病理诊断原则

具备明确神经内分泌分化的组织学特点和免疫组织化学或超微结构特征，且异质性较大。遗传综合征相关NEN，需要结合临床特征、分子检测与遗传学咨询明确。

3.组织学分型与分级。

各系统NEC均分为小细胞和大细胞型（区别在于细胞核特征和或胞浆丰富程度）。NET参照细胞分化、增殖（核分裂相与Ki67指数）和/或坏死等进行分级。核分裂象和Ki67指数不匹配时，采用分级较高者。

4.核分裂象与Ki67计数

选定2 mm²计数核分裂象，Ki67优选MIB-1克隆号，均选择热点区，给予精确数值。活检组织过少时首选Ki67，并备注核分裂数目。

5.高级别NET与NEC鉴别

基于结构模式和细胞形态，坏死、核分裂和Ki67等可鉴别，疑难者可利用免疫标记和驱动基因的差异来辅助。NET-G3常伴有低级别成分或由低级别逐渐转化而来，而NEC则不然。

6.术中冰冻与细胞学诊断

NEN尤其NEC不主张直接冰冻切片诊断，不建议分级，但可判断肿瘤范围、转移和切缘。细胞学标本中，典型NET和小细胞NEC可做确定诊断，不建议分级；大细胞NEC通常仅做提示而非确定诊断。

（三）免疫组织化学应用

1.常用项目

上皮标记物角蛋白CK（主要是AE1/AE3和Cam5.2）；神经内分泌标记物CgA和Syn二者联合最佳；CD56、NSE和PGP9.5等特异性差；INSM1具有较高诊断价值。

其他脏器相关标记，如乳腺的ER、PR、*HER2*、腺垂体转录因子、激素和生物活性胺类，以及SSTR2等。

2.鉴别项目

NET与NEC鉴别：NEC常伴Tp53弥漫表达，CXCR高表达，Rb1缺失表达；NET则高表达SSTR2、SSTR5、和Clusterin。部分胰腺NET伴有DAXX或ATRX蛋白表达缺失。甲状旁腺癌常伴Parafbromin表达缺失。

NEN起源部位鉴别：无特异性标记，通常使用一组抗体推测来源和分化方向，尤其是消化道与肺NET，常联合CDX2、Islet、PAX6、OTP、ATRX、CLU、和SATB2等。对NEC更缺乏器官特异性标志物。

（四）分子病理诊断

NEN分子遗传学改变复杂多样，且各部位间差异多于共性。MEN1基因和mTOR信号通路改变，常在多个系统NET中可见。DAXX或ATRX的体系突变在胰腺

NET 中具有诊断和预后价值。甲状旁腺癌常伴 CDC73（编码 Parafbromin）失活突变。原发与转移灶之间基因表达谱并无显著差异。

NEC 分子特征迥异于 NET。各脏器 NEC 既有共性的 Tp53 和 RB1 失活突变（免疫组化可替代），又有差异，包括 PI3K/MAPK 通路、MYC 基因改变、错配修复异常等；此类多位点多形式变异者，NGS 更有优势。依据 NGS 测序基因表达谱，可将 SCLC 和大细胞 NEC 分为不同分子亚型；胰腺 NEC 分为腺泡型和导管型。

分子检测是遗传性综合征相关 NEN 诊断的必要手段，包括 MEN1、RET、CDKN1B、VHL、NF1、和 TSC1&2 等基因，变异形式多样，以 NGS 检测最佳。

二、技术局限性

NEN 诊断技术中依然存在诸多问题。不同部位 NET 分级标准的界定，临界值划分，免疫标记物选择与定量分析等问题都尚需改进。散发性 NEN 相关基因变异的低频与多样性，限制了 PCR 和 FISH 检测的应用。遗传综合征相关 NEN 的驱动基因明确，但特异的治疗靶点和预测模型选择性低，高通量 NGS 的成本效益和结果可靠性也尚需优化。分子检测需经组织病理学定位下优选和结果反馈评估才能更具有医学意义。

三、整合诊断技术和展望

表观遗传学检测、液态活检、AI等各类新技术涌现，不断融合到当前技术中来，前提是要规范、高效和实用，取长补短优化使用，以便于NEN的诊断与治疗更精准、更可靠。

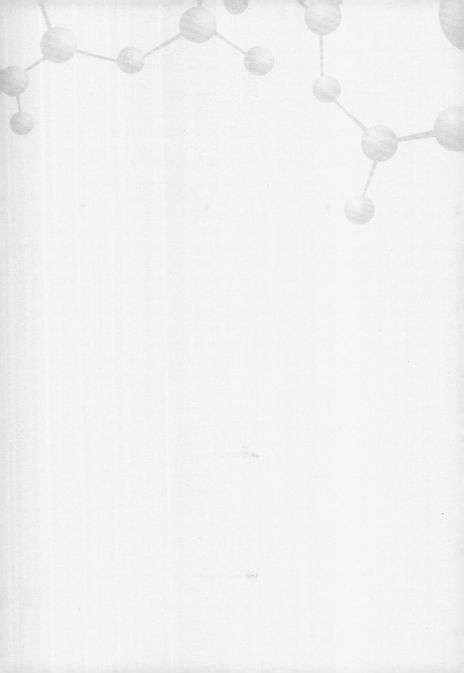

第十四章

结直肠癌

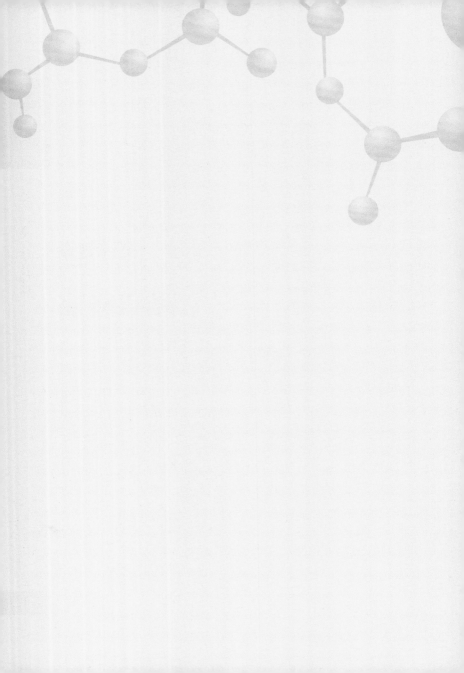

一、病理技术应用

临床-病理-分子研究的成果应用于肠癌临床病理诊断，既贴近临床需求又结合研究前沿，相关病理技术正规范应用于日常诊断。

（一）标本处理及取材要点

总要求参照总论。

（1）标本固定：ESD/EMR标本需展开钉板固定，手术标本沿肿瘤对面剖开、充分展开后钉板固定。

（2）标本描述：ESD/EMR标本病灶如为息肉状，需明确息肉的切缘、有无蒂以及蒂部直径。根治手术标本还需测量肿瘤距放射状（环周）切缘距离。对低位直肠癌根治术标本需进行系膜完整性评价。

（3）标本取材：未经新辅助治疗的根治术标本应至少检出12枚淋巴结。新辅助治疗后手术标本，如肿瘤较小或肉眼无明显肿瘤，将原肿瘤所在范围全部取材。

（二）组织病理学诊断

（1）参照2019年WHO消化系统肿瘤分类标准。

（2）肠癌病理诊断主要包括：肿瘤大小、部位、组织学类型、分化、浸润深度、神经脉管侵犯、切缘情况、取材淋巴结数量、阳性淋巴结数量、治疗反应、肿瘤出芽和pTNM分期。肠镜或经肛局部切除标本，对无蒂病变应测量黏膜下浸润深度。有蒂病变以两侧肿瘤和非瘤交界点间连线为基线，基线以上为头浸润，基线以下为蒂浸润。黏膜下浸润大于或等于1 000 μm或有蒂浸润时，临床需考虑扩大手术切除。

（3）环切缘是指无腹膜覆盖的肠管外周切缘，环切缘阳性指肿瘤距切缘小于或等于1 mm，是局部复发和预后不良的重要因素。

（4）新辅助治疗后需进行肿瘤退缩分级（TRG）和临床疗效评价。临床疗效评价依据治疗后ypTNM，分为3级：病理完全缓解、部分缓解和无缓解。

（5）癌结节指病灶淋巴引流区肠周脂肪组织中独立的大体或镜下癌细胞结节，与原发灶不连续，且周围无淋巴结、神经或脉管结构。癌结节不影响T分期，无阳性淋巴结时癌结节计作N1c，有阳性淋巴结时癌结节不计入N，另外计数癌结节个数。

（6）肿瘤出芽指肿瘤浸润前沿出现单个或小于或等于4个瘤细胞的小簇瘤组织。高级别出芽是pT1结直肠癌淋巴结转移的独立预测因子、Ⅱ期肠癌高危因素和TMN分期之外预后相关临床病理因素。

（三）免疫组化和特殊染色

（1）诊断相关指标：当腺癌要判别结直肠来源时，推荐CK7、CK20、CDX2及SATB2检测，肠源性腺癌常为CK7-、CK20+、CDX2+、SATB2+。

（2）治疗相关指标：所有新诊断结直肠癌都应检测MMR。MMR是林奇综合征筛查的重要标志物；MMR表达缺失（deficient mismatch repair，dMMR）提示Ⅱ期肠癌预后良好，但不能从氟尿嘧啶类治疗中获益；dMMR肿瘤对免疫治疗（如PD-1抑制剂）较敏感。结直肠癌 *HER2* 蛋白检测方法同乳腺癌和胃癌，目前尚无达到伴随诊断级别的判读标准。0.2%~1%的结直肠癌携带NTRK基因融合，检测方法同其他癌种，可用免疫组化进行初筛。

（四）分子病理诊断

（1）MSI检测适用于所有分期的结直肠癌。MSI-H与dMMR具高度一致性，两者符合率在90%以上，免疫组化检测MMR作为常规筛查手段。有条件的可选择MSI检测，PCR毛细电泳法为检测MSI的"金标准"，也可选择经验证的NGS法评估MSI状态。

（2）KRAS、NRAS和BRAF V600E突变检测，可对

预后进行分层和指导治疗。BRAF V600E 突变也是 MLH1 蛋白缺失结直肠癌筛查林奇综合征的排除性分子标志物。

（3）*HER2* 扩增检测类似乳腺癌和胃癌，可采用 FISH，目前尚无达到伴随诊断级别的判读标准。

（4）NTRK 融合检测可用 NGS 法，主要用于 RAS/BRAF 野生型 dMMR/MSI-H 患者。

二、病理技术局限性

Ⅱ—Ⅲ期肠癌的病理高危因素直接影响治疗选择，相关病理评价标准需要统一。分子检测涉及多种方法，结果一致性、敏感度、有证试剂可获得性、分子报告解读等，是当前临床关注的焦点。MMR 与 MSI 检测结果有一定比例的客观不一致，临床上要相互补充，避免漏检。ARMS 法主要针对 KRAS、NRAS、BRAF 常见突变位点。NGS MSI、NTRK 融合检测等尚缺国家批准的检测试剂。

三、整合诊断技术与展望

数字病理和人工智能发展迅速，在现有流程上的技术整合和革新，可望推动病理诊断技术和规范迅速发展。结合多色标记和空间组学技术建立肿瘤及微环境的整合评价体系，可为临床提供包含免疫治疗后的、更全面的治疗后病理评估。由基因组、转录组和蛋白组各类标记物整合构建的分子分型体系将有望进入临床应用，助力肠癌分类分层治疗。

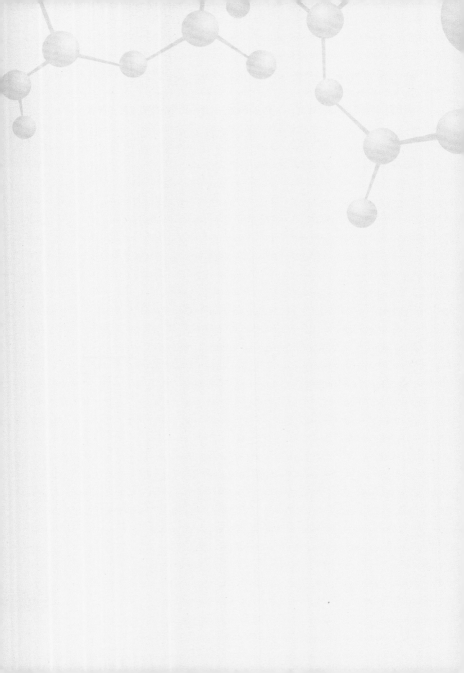

第十五章

肾细胞癌

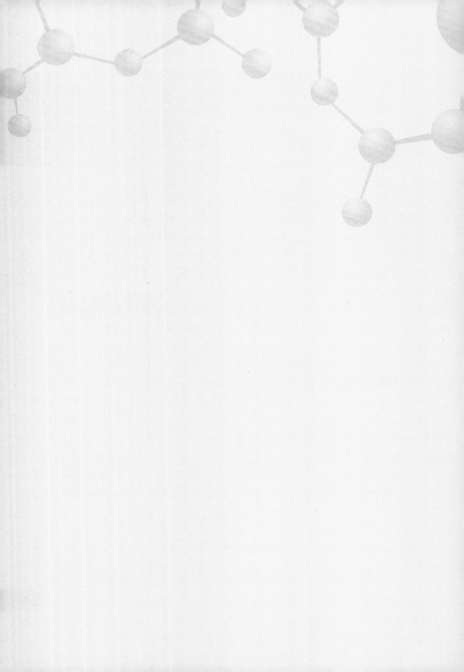

一、病理技术应用

肾细胞肿瘤（以肾癌为主）分为透明细胞肾肿瘤、乳头状肾肿瘤、嗜酸细胞和嫌色细胞肿瘤、集合管肿瘤、其他肾肿瘤以及分子定义的肾癌。每种类别又包含一种或多种组织学类型。活检标本主要明确是否为肾癌及主要类别，手术标本进一步细化组织学类型。

（一）标本处理及取材要点

参考总论部分及相关共识推荐。需注意肾癌侵犯肾周和肾窦脂肪为 pT3 期，直接浸润肾上腺为 pT4 期。若怀疑以上部位侵犯，需重点取材。

（二）组织病理学诊断

（1）病理诊断根据最新版 WHO 肾肿瘤分类。注意乳头状肾细胞癌不再区分 1 型和 2 型。肉瘤样分化和横纹肌样分化提示预后不良，常与可识别的肾癌形态混合存在，需报告其占比及可识别的癌组织类型。

（2）转移性肾透明细胞癌和非透明细胞癌的治疗药物选择不同，活检标本若不能明确具体类型，应尽量区分透明细胞肾细胞癌和非透明细胞肾细胞癌。

（3）WHO/ISUP 分级系统在透明细胞肾细胞癌和乳头状肾细胞癌中的价值已明确。其他大部分类型亦可使用（虽然价值尚未完全肯定），但目前认为嫌色细胞肾细胞癌和TFE3重排的肾细胞癌不适用。

（三）免疫组织化学

（1）PAX8是肾脏上皮性肿瘤最有用的标记物之一。PAX2敏感性较低。近端小管标记包括CD10、RCC等，远端小管标记包括CD117和Ksp-cadherin等。

（2）各型肾细胞癌的鉴别诊断，推荐标记物组合：CAⅨ、CK7、CK20、CD117、CD10、GATA3、AMACR、TFE3、TFEB、SDHB、FH、2SC、SMARCB1、HMB45、Melan-A、Cathepsin-K等。

（3）CCRCC常表达CAⅨ（全膜阳性），不表达CK7；PRCC和ChRCC常表达CK7；透明细胞乳头状肾细胞肿瘤同时表达CAⅨ（杯状阳性）和CK7；伴极向倒转的乳头状肾肿瘤表达GATA3；低级别嗜酸细胞肿瘤表达CK7，不表达CD117；嗜酸性实性囊性肾细胞癌不同程度表达CK20；TFE3/TFEB重排肾细胞癌表达TFE3/TFEB和黑色素标记；ALK重排肾癌表达ALK；FH缺陷型肾细胞癌表达2SC，FH表达缺失；SDH缺陷型肾细胞癌SDHB表达缺失；SMARCB1（INI1）缺陷肾髓质癌SMARCB1（INI1）表达缺失。

（4）判读肿瘤细胞 FH、SDHB、SMARCB1 表达缺失，应注意血管内皮细胞内对照阳性。

（5）部分免疫组化标记物如 TFE3、TFEB、SDHB、FH、ALK、SMARCB1 等可作为分子改变的替代标记物。

（四）分子病理检测

（1）透明细胞肾细胞癌：最常见，多有染色体 3p21-3p25 丢失（涉及肿瘤抑制基因 VHL、PBRM1、BAP1 和 SETD2）。FISH 检测 3p 丢失有价值。

（2）乳头状肾细胞癌：常有 7 号、17 号染色体获得。遗传性乳头状肾细胞癌综合征以 MET 基因（7q31）胚系突变为特征。

（3）伴极向倒转的乳头状肾肿瘤：常见 KRAS 突变。

（4）低级别嗜酸细胞肿瘤、嗜酸性空泡性肿瘤和嗜酸性实性囊性肾细胞癌：常伴 TSC1、TSC2、MTOR 通路基因突变。

（5）集合管癌：常见 NF2、SETD2 基因突变；CDKN2A 丢失。

（6）黏液小管梭形细胞癌：VSTM2A 过表达可能有价值。

（7）TFE3 重排肾细胞癌：TFE3 重排；有多个融合

伴侣。

（8）TFEB改变的肾细胞癌：TFEB重排或TFEB基因扩增。

（9）ELOC突变肾细胞癌（旧称TCEB1突变肾细胞癌）：ELOC（TCEB1）突变。

（10）SDH缺陷型肾细胞癌：SDHB、SDHA、SDHC、SDHD突变。免疫组化示SDHB表达缺失，NGS检测确诊。

（11）FH缺陷型肾细胞癌：主要为FH基因（1q43）胚系突变；部分为体细胞突变。免疫组化示FH表达缺失，2SC高表达。NGS检测确诊。

（12）ALK基因重排肾细胞癌：ALK重排。ALK免疫组化阳性；FISH或NGS检测。

（13）SMARCB1缺陷肾髓质癌：SMARCB1（22q11.23）基因转位/缺失。免疫组化示INI1表达缺失。NGS检测确诊。

二、技术局限性

TFE3/TFEB分离探针FISH可对大多数TFE3/TFEB重排的肾细胞癌明确诊断，但对发生于同一染色体内的基因易位，红绿信号距离小或几乎不分开，易判读为假阴性，推荐RNA-seq/NGS检测。FH缺陷型肾细胞癌的分子改变多样，部分为FH大片段缺失，常规NGS易漏掉这一改变。

三、整合诊断技术和展望

肾癌分类的逐渐细化和以分子改变定义的肾细胞癌类型增加，要求综合组织病理形态、免疫组化、分子检测等才能进行精准病理分型。FISH、突变检测和NGS技术将逐渐成为必备诊断手段。

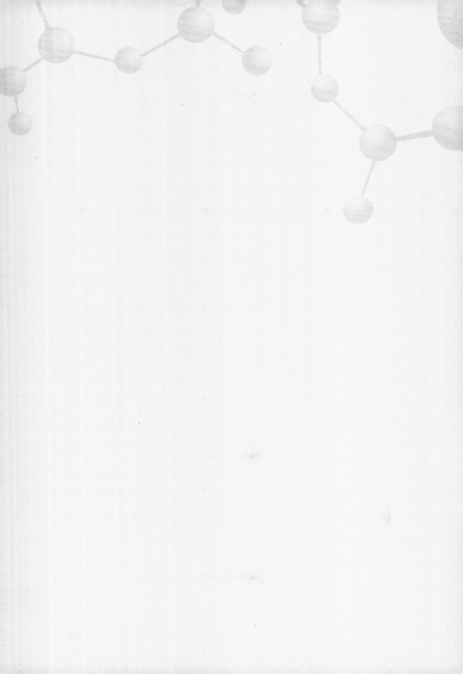

第十六章

尿路上皮癌

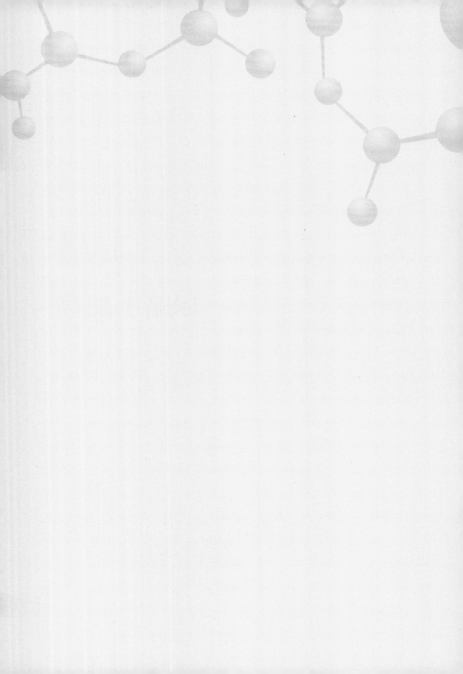

一、病理技术应用

尿路上皮癌标本包括内镜活检、经尿道膀胱肿瘤切除（transurethral resection of bladder tumor，TURBT）、部分膀胱或脐尿管切除、根治性切除以及内镜黏膜下切除标本等。内镜活检和TURBT标本尿路上皮癌诊断主要明确有无肿瘤，以及肿瘤类型；根治切除和部分切除标本建议按规范的格式化报告进行全面评估。

（一）标本处理及取材要点

标本固定、取材参考总论部分及相关共识推荐。

（二）组织病理诊断

病理诊断应依据第五版WHO《泌尿和男性生殖器官肿瘤分类》。对于内镜活检、TURBT、部分及根治性膀胱切除标本，病理诊断原则和术语各有要求。

（1）应根据不同标本类型尽可能区分浸润性尿路上皮癌和非浸润性乳头状尿路上皮癌及原位癌。

（2）非浸润性乳头状尿路上皮癌和浸润性尿路上皮癌均应进行组织学分级。以低级别成分为主的非浸润性乳头状尿路上皮癌中，若高级别成分大于或等于5%，应报告为高级别癌；若小于5%，建议报告为"非浸润性低级别乳头状癌伴有小于5%的高级别成分"。

（3）浸润性尿路上皮癌应注意评估有无特殊组织学类型、有无固有肌层浸润；TURBT标本中，应注意是否存在固有肌层，以及固有肌层是否有浸润；需注意鉴别黏膜肌层与固有肌层。

（4）膀胱全层内均可见到脂肪组织，活检和TURBT标本中存在脂肪浸润并不意味着肿瘤浸润至外膜。

（5）膀胱固有肌层外纤维脂肪组织中存在肉眼可见的肿瘤结节时归为pT3b，仅镜下侵犯脂肪组织归为pT3a。

（三）免疫组织化学应用

（1）用于判断尿路上皮分化的抗体包括GATA3、p63、CK7、CK20、CK5/6、HMWCK，以及Uroplakin Ⅲ、S100P、Thrombomodulin等。GATA3是学界推荐的一线标记，阳性率67%~90%；p63的阳性率可达50%~58%，和GATA3等联合应用有助于诊断。CK7的阳性率87%~100%，CK20的阳性率25%~67%，CK7和CK20共表达的有24%~62%，但有6%~14%的尿路上皮癌CK7和CK20均阴性。Uroplakin Ⅲ特异性高（近100%），但敏感性低，并随着肿瘤级别的增加表达降低。

（2）膀胱癌的分子分型正在逐步发展，不同分子分型对应不同的预后及治疗方式。根据免疫组化可以将尿路上皮癌大致分为管腔亚型和基底亚型，前者表达CK20、uroplakins、FGFR3、FOXA1、GATA3等尿路上皮分化标记，后者表达CK5/6、CK14、CD44等鳞状/干细胞分化标记。

（3）HER2蛋白表达状态可协助筛选抗HER2-偶联类药物的潜在获益人群，术后病理诊断肌层浸润性尿路上皮癌者，推荐行HER2免疫组化检测。

（4）病理诊断为浸润性尿路上皮癌者，推荐兔抗PD-L1（克隆号：SP263）IHC检测，宜在相应的自动化免疫组织化学染色仪上进行。

（5）上尿路上皮癌建议加做MMR蛋白检测。

（四）尿液脱落细胞学与荧光原位杂交（FISH）

尿液脱落细胞学检查是膀胱癌诊断和术后随访的重要方法之一，采用巴黎系统（the paris system，TPS）进行报告。

膀胱癌中常见3号、7号、17号染色体的拷贝数增多及CDKN2A基因缺失。推荐使用3号、7号、17号染色体着丝粒探针（chromosome specific probe，CSP）以及CDKN2A特异性探针组合进行FISH检测。

（五）分子病理诊断

60%~80%的尿路上皮癌中存在TERT基因启动子突变，突变位点较恒定，与肿瘤分级和分期无明显关联，但不见于良性和反应性尿路上皮病变，可作为尿路上皮癌的可靠辅助指标，但TERT基因启动子突变阴性不能排除尿路上皮癌。

FGFR3基因改变主要见于低级别乳头状非浸润性尿路上皮癌，及少数肌层浸润性尿路上皮癌。FGFR3突变的尿路上皮癌患者可以从FGFR抑制剂治疗获益；推荐对铂类治疗后进展的晚期患者，或有其他适应证的患者，选择性进行FGFR3基因检测。

二、技术局限性

尚缺乏用于诊断尿路上皮癌的敏感而特异的免疫组化标记。尿液脱落细胞学敏感性与肿瘤分级呈正相关，高级别肿瘤阳性率达84%；低级别肿瘤的敏感性仅为16%。多次送检可提高检测敏感性。

三、整合诊断技术和展望

尿路上皮癌的诊断需要整合临床信息、实验室检查、影像学及病理检查结果，评估肿瘤分级、分期，逐步辅以分子分型，优化患者管理、治疗决策和预后评估。

第十七章

前列腺癌

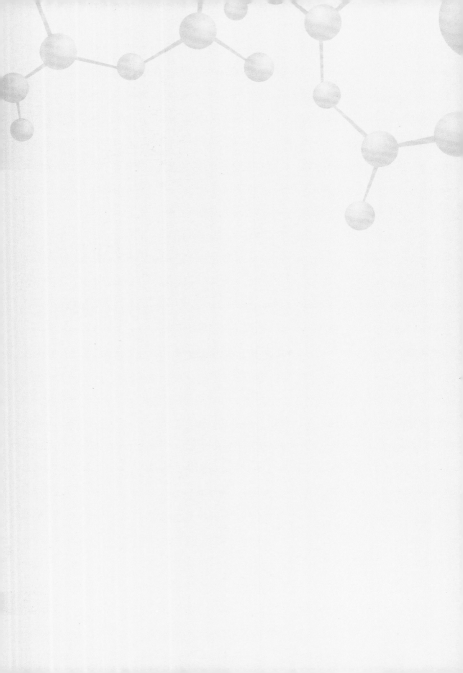

一、病理技术应用

前列腺癌标本类型包括粗针穿刺活检标本、经尿道前列腺切除标本（TURP）和根治性切除标本。不同类型的标本处理、病理诊断原则及报告方式参照国内外广泛使用的共识/指南。

穿刺活检和TURP标本的病理诊断主要明确有无肿瘤及肿瘤类型，并进行分级/分组。根治切除标本按规范的格式化报告对肿瘤进行全面评估并分期。

（一）标本处理及取材要点

参考总论部分及相关共识推荐。穿刺活检标本全部取材，分别包埋，每个包埋盒尽可能只放1条组织。12 g以内TURP标本全部取材；超过12 g者取材量应至少达到12 g（6~8个蜡块）。根治性切除标本外表面涂墨/染料，尖部及膀胱颈切缘进行矢状切面全部取材，并分别标记。其余前列腺由尖部至基底作连续切面检查和取材。

（二）组织病理诊断

（1）病理诊断根据最新版WHO前列腺肿瘤分类。

（2）经典型腺泡腺癌（简称腺癌）最常见，特殊组织学亚型包括萎缩型、假增生型、微囊型、泡沫腺型、黏液（胶样）型、印戒样型、多形性巨细胞型、肉瘤样、PIN 样癌。少见组织学类型有导管内癌（IDCP）、导管腺癌（DA）、尿路上皮癌、腺鳞癌、鳞状细胞癌、腺样囊性癌（基底细胞癌）和神经内分泌肿瘤。

（3）前列腺腺泡腺癌均应参照最新版 WHO 分类及共识/指南进行 Gleason 分级/评分和 WHO/ISUP 分级分组。IDCP 是否纳入分级尚有争议。

（4）WHO/ISUP 分级分组：第 1 组（Gleason 评分：小于或等于 6）；第 2 组（Gleason 评分：3+4=7）；第 3 组（Gleason 评分：4+3=7）；第 4 组（Gleason 评分：8）；第 5 组（Gleason 评分：9 或 10）。

（5）分级分组 2 或 3 组（Gleason 评分：3+4=7 或 4+3=7），应报告 Gleason4 级成分的比例。

（6）Gleason 评分为 7 或 8 且存在 Gleason 4 级成分时，需报告是否存在筛状型 Gleason 4 级的癌及比例。

（7）IDCP 形态特征是明显恶性的腺癌细胞在导管内生长，导管基底细胞至少部分保存；通常提示预后差。

（8）对已行内分泌治疗的病例，评估治疗反应。有明显治疗反应者，不进行 Gleason 评分和分级分组。

（9）基于 mpMRI 靶向穿刺，应对每个 MRI 靶标病灶进行病理诊断。

（三）免疫组织化学

（1）前列腺癌常用免疫组化标志物包括 PSA、PS-MA、PSAP、AR、NKX3.1。这些标志物不用于区分前列腺的良恶性病变。部分前列腺癌具有 TMPRSS2-ERG 基因融合，高表达 ERG。

（2）联合应用 AMACR 及基底细胞标志物高分子量角蛋白（HMWCK/34βE12）和 p63 免疫组化三色套染，有助于诊断前列腺癌。

（3）组织学提示有神经内分泌肿瘤形态特征时，可使用神经内分泌标记物进一步评估。

（4）Ki67 和 PTEN 有助于预后评估。

（四）分子病理检测

（1）分子病理检测可协助前列腺癌患者风险分层、药物靶点筛选和治疗决策，以及分析与遗传综合征改变相关的分子变化。

（2）具有前列腺癌或其他恶性肿瘤家族史的个体、高风险/极高风险、进展期或转移性前列腺癌患者等，推荐检测 BRCA1、BRCA2、ATM 等同源重组修复（HRR）相关基因及 MMR 基因等。

（3）转移性去势抵抗性前列腺癌（mCRPC）患者，推荐行 HRR 胚系及体系突变检测，并进行 MMR 或 MSI 检测。

（4）CRPC 患者在恩杂鲁胺或阿比特龙治疗前可考虑进行 ARv7 检测。

二、技术局限性

需进一步研究有助于精准治疗决策的分子标志物。穿刺活检样本的分子检测路径需进一步优化。分子检测的效益和有效性需大样本研究证实。

三、整合诊断技术和展望

前列腺癌的多组学研究对于识别新的关键基因或通路异常、寻找前列腺癌预后标记物、筛选新的治疗靶点具有重大临床意义。精准分子检测和生物医学大数据结合，将有助于识别国人前列腺癌独特的分子分型并为精准化治疗提供参考。

第十八章

子宫颈癌

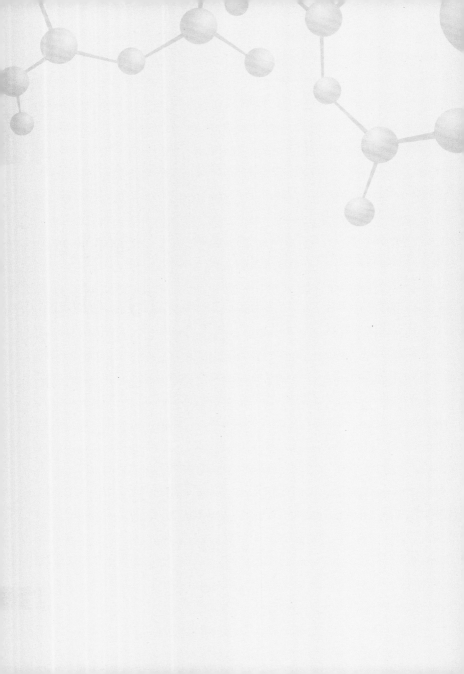

一、病理技术应用

宫颈标本包括脱落细胞、活检、LEEP/锥切和宫颈癌根治切除等，脱落细胞主要用于对宫颈癌的初步筛查；活检组织可明确有无肿瘤性病变及病变类型，用于指导进一步治疗方案的制定；LEEP/锥切标本需要明确宫颈病变性质、范围及切缘情况；根治切除标本可明确肿瘤病理类型并全面评估肿瘤病理分期。

（一）送检标本处理及标本取材

脱落细胞标本常规用于制作涂片，亦可视情况制作细胞蜡块。活检标本全部取材并按部位编号。LEEP及锥切标本取材需重点关注鳞-柱状上皮交界部位和宫颈内、外口及基底切缘情况。各类宫颈癌切除标本取材应包括双侧宫旁及阴道壁断端切缘、肿瘤及肿瘤与邻近组织，若肿瘤位于宫颈外口，至少1块应包含阴道穹隆部，如无肉眼可识别的病变，参照锥切标本取材方法，且每块组织均应包含宫颈移行区；前、后壁内膜及肌壁各取材1块；标本中淋巴结全部取材，大于0.5 cm者剖开取材。具体要求可参照总论及相关规范执行。

（二）组织病理学诊断

（1）依据2020年第五版WHO宫颈癌及癌前病变组

织学分类和分级，并参考pTNM分期和FIGO2018宫颈癌分期，对多灶性浸润癌的组织分期以最高分期者为准。

（2）活检标本病理诊断：明确有无病变，病变的组织学分类、分级及伴发病变。

（3）锥切标本病理诊断：主要病变的具体部位、组织学分类、分级；如存在肿瘤浸润，则需报告浸润深度，有无脉管浸润；注明切缘情况；有无伴发病变。

（4）宫颈癌根治切除标本病理诊断：肿瘤部位、大小、组织学类型、分级、间质浸润和切缘情况，有无脉管浸润、淋巴结有无侵犯、其他组织或脏器侵犯情况。对于伴发病变，要明确报告病变名称或类型。对术前无放化疗、临床手术规范且送检标本完整的病例，应进行pTNM分期。

（5）对于早期浸润癌（IA期）应以"mm"为单位注明间质深度，浸润深度从原发灶起源的上皮或腺体基底膜向下测量，对于IB期及以上的浸润癌应评估肿瘤浸润深度占宫颈壁厚度的三分比。

（6）关于淋巴结侵犯的报告：需注明具体取材部位、淋巴结总数以及转移数目；并建议注明淋巴结转移癌灶最大直径及是否存在淋巴结外侵犯。注明具有宏转移（大于2 mm）、微转移（大于0.2 mm但小于2 mm）或孤立的肿瘤细胞（不超过0.2 mm）的淋巴结数目。

（7）对于HPV相关性腺癌进行Silva分类。

（三）免疫组织化学及组织化学

（1）宫颈鳞状细胞癌推荐使用p63、p40、CK5/6、CK8/18、p16及Ki67，需与复层产粘液型癌鉴别。

（2）普通型腺癌、肠型、印戒细胞型粘液腺癌推荐CK7、CK20、CDX-2、ER、PR、CEA、p16及Ki67，需与转移性腺癌鉴别。

（3）胃型腺癌推荐CK7、CK20、MUC6、HIK1083、p53、CEA、p16及Ki67。

（4）子宫内膜样腺癌推荐CK7、ER、PR、p16、p53、Vimentin及Ki67，需与子宫内膜来源腺癌鉴别。

（5）透明细胞癌推荐使用CK7、ER、PR、p16、p53、NapsinA、HNF-1ß、p504S及Ki67，需与其他类型腺癌及微腺体增生等良性病变鉴别。

（6）中肾管腺癌推荐使用GATA-3、PAX-8、CD10、Calretinin、ER、PR、CEA、p16、Vimentin及Ki67。

（7）阿辛蓝-过碘酸雪夫氏（AB/PAS）染色有助于

区别胃型粘液腺癌腺体与正常宫颈腺体（胃型粘液腺癌腺体呈红色，正常宫颈腺体呈紫色）。AB染色在宫颈复层产黏液细胞内呈阳性（蓝色），黏液表皮样癌中黏液成分PAS染色阳性（红色）。

（四）分子病理诊断

（1）根据需要进行人乳头状瘤病毒（HPV）PCR检测、HPV DNA原位杂交、HPV mRNA原位杂交检测，高危HPV原位杂交法（DNA或mRNA）可以准确定位感染细胞，PCR法可以用来证实是否存在HPV感染。

（2）宫颈胃型黏液腺癌分子特点为常见STK11基因突变，部分病例与Peutz-Jeghers综合征有关。

（3）对复发、进展或转移性宫颈癌症患者建议进行MMR/MSI或PD-L1和（或）NTRK基因融合检测。对PD-L1的免疫组化检测，染色评分采用联合阳性分数评分体系（CPS），阳性阈值为大于或等于1。对于N-TRK基因融合检测建议首先用pan-TRK免疫组化染色进行筛查，若pan-TRK阳性，进一步行NTRK基因FISH检测或NGS检测，指导靶向治疗。

二、病理技术局限性

最新研究提示非HPV相关的宫颈腺癌的预后比HPV

相关的宫颈腺癌更差。目前HPV检测有多种方法，p16免疫组化染色虽然操作简便、比较可靠，但免疫组化p16阳性和HPV感染之间并非绝对对应关系，应掌握其使用范围及判读标准。

三、整合诊断技术和展望

目前，针对复发和转移性宫颈癌的免疫治疗和分子靶向治疗取得了巨大的进展，多种根据分子靶点量身定制的治疗药物正在开发中，这些药物包括靶向VEGF、EGFR、*HER2*、PI3K/AKT/mTOR、DNA损伤修复、组织因子和其他靶点的药物。

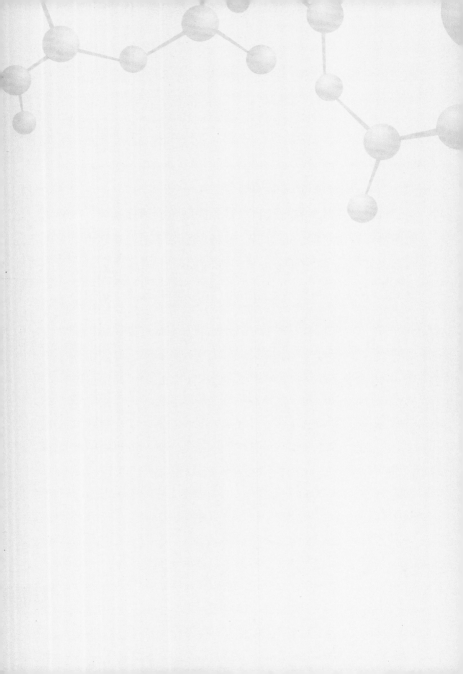

第十九章

卵巢癌

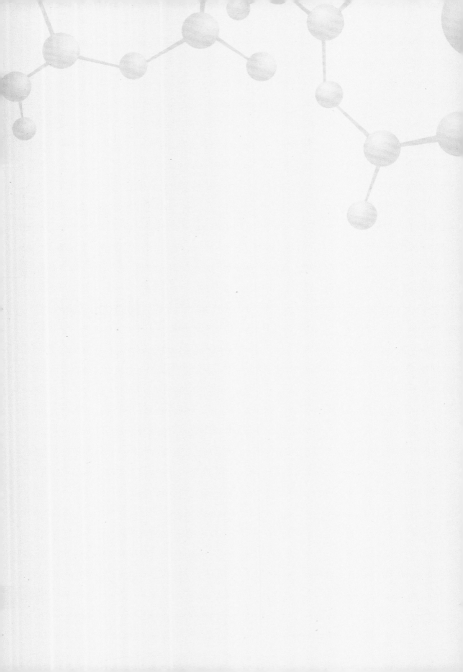

一、病理技术应用

卵巢癌标本包括完整切除标本或腔镜下分块切除标本，少数情况下有超声引导下芯针穿刺标本。术中冷冻诊断主要明确肿瘤基本类型、评估其良恶性质。常规病理诊断要明确其组织学类型，提供相应的免疫组化和分子病理检测结果，包括临床化疗、靶向治疗、免疫治疗等所需的重要分子指标。

（一）送检标本处理及取材

（1）标本固定和预处理　参照总论。

（2）标本取材：①术中快速冷冻标本：重点取肿瘤实性区、结节和乳头密集区、囊壁增厚或粗糙区；②卵巢肿瘤常规取材：依据肿瘤大小、性状，至少取1块/1 cm；③输卵管应采用全面取材法（sectioning and extensively examining the fimbriated end，SEE-FIM）；④子宫体若无明显伴发肿瘤，则在前、后壁分别取一块；若有伴发肿瘤，则参照子宫肿瘤标本相应的取材原则；⑤子宫颈若无伴发肿瘤，则在宫颈外口鳞柱移行区取2~4块；若有伴发肿瘤，则参照宫颈肿瘤标本相应的取材原则进行；⑥大网膜重点取可疑的种植转移灶；⑦不同部位的淋巴结分别取材；⑧芯针穿刺组织标本全部取材。

（二）组织病理学诊断

依据第五版WHO女性生殖系统肿瘤组织学分类，卵巢癌分为高级别浆液性癌、低级别浆液性癌、子宫内膜样癌、透明细胞癌、黏液性癌、恶性Brenner瘤、中肾样腺癌、未分化癌、去分化癌、癌肉瘤、混合性癌等。

（1）术中冷冻病理诊断尽可能明确卵巢肿瘤部位、组织学类型。

（2）术后常规进一步明确肿瘤组织学分类、分级、肿瘤大小、侵犯范围、脉管浸润、淋巴结转移、免疫组化及其他辅助检查结果等。对于完整切除的送检标本，可报告FIGO分期或pTNM分期。

（3）晚期卵巢癌新辅助化疗后手术标本，根据网膜组织中存活癌细胞的多少和相关纤维炎性改变的程度进行化疗反应评分（chemotherapy response score，CRS）。

（三）免疫组织化学应用及特殊染色应用

主要用于判断卵巢癌组织学分型、鉴别肿瘤来源、提供靶向治疗伴随诊断等。

（1）鉴别高级别浆液性癌与低分化子宫内膜样癌推荐使用ER、PR、p53、WT-1、p16、错配修复等基础套餐，根据组织形态增减（下同）。

（2）鉴别卵巢癌与间皮瘤推荐 ER、PR、p53、PAX8、Claudin4、MOC31、Ber-EP4、CK5/6、calretinin、D2-40等基础套餐。

（3）鉴别透明细胞癌与卵黄囊瘤推荐CK7、PAX8、Napsin A、p504S、AFP、Glypican-3、SALL4等。

（4）鉴别卵巢癌与性索-间质肿瘤推荐 CK7、EMA、PAX8、α-inhibin、calretinin、SF-1、FOXL2等。

（5）鉴别原发或转移性黏液腺癌需结合相关病史，并借助 ER、PR、CK7、CK20、PAX8、SMAD4、SATB2、p16及HPV RNA原位杂交等。

（6）根据临床靶向治疗或免疫治疗的需求，检测错配修复蛋白（MLH1、PMS2、MSH2、MSH6）、*HER2*或PD-L1等表达情况。

（7）常用特殊染色（组织化学染色）包括：网织纤维染色、AB-PAS染色等。

（四）分子病理检测应用

主要用于卵巢癌分子分型、靶向治疗、相关遗传综合症的诊断及鉴别等。

（1）推荐对非黏液性卵巢癌患者的瘤组织和/或静脉

血标本行 BRCA1/2 基因检测和 HRD 检测，以辅助预测 PARP 抑制剂和免疫治疗效果，并筛检遗传性乳腺癌-卵巢癌综合征。

（2）推荐对卵巢的子宫内膜样癌、透明细胞癌或黏液性癌患者，特别是年轻患者，进行 MSI/MMR 检测，以排除林奇综合征。同时，推荐卵巢子宫内膜样癌参照宫体发生的内膜癌完善分子分型。

（3）其他遗传性卵巢癌综合征行相应的基因检测，包括 Tp53、STK11 等。

（4）可选择检测包括 BRAF、NTRK 等基因异常、TMB 以及经 NMPA 批准的临床所需的个体化检测。

二、病理技术局限性

受卵巢癌组织形态学改变的复杂性以及人为经验或培训不足等因素的影响，少数情况下会导致卵巢癌病理诊断和检测技术不能精准到位，特别是卵巢肿瘤术中冰冻诊断准确度只能达到 60%~90%，需要结合临床各因素综合判定。

三、整合诊断技术和展望

随着对卵巢癌临床病理和基础研究的深入以及精准诊治理念的不断提升，临床诊治需求已不单单局限于对肿瘤组织学类型的诊断，还需要适当的分子分型诊断。免疫治疗的广泛应用和新型生物标志物的不断涌现，都要求病理诊断在现有基础上进行整合与技术更新，满足临床诊治需求。近年来，PARP抑制剂在卵巢癌治疗方面的成功，极大地鼓舞了科学家和临床医生去进一步探索更多的潜在治疗策略，随着基因检测技术的发展和治疗方法的推陈出新，将会为卵巢癌的治疗带来更多希望的曙光。

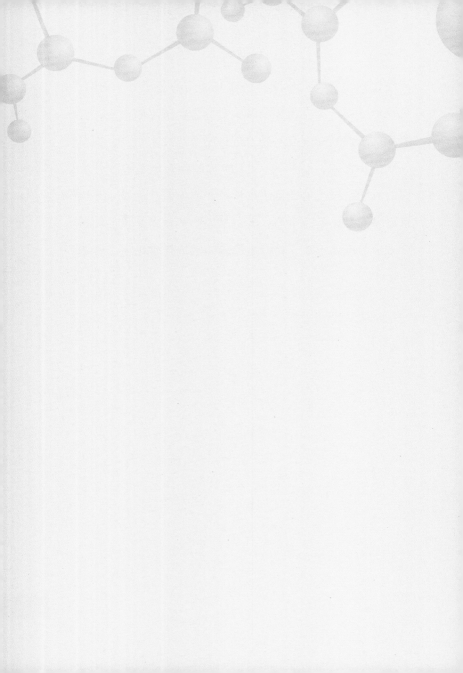

第二十章

子宫内膜癌

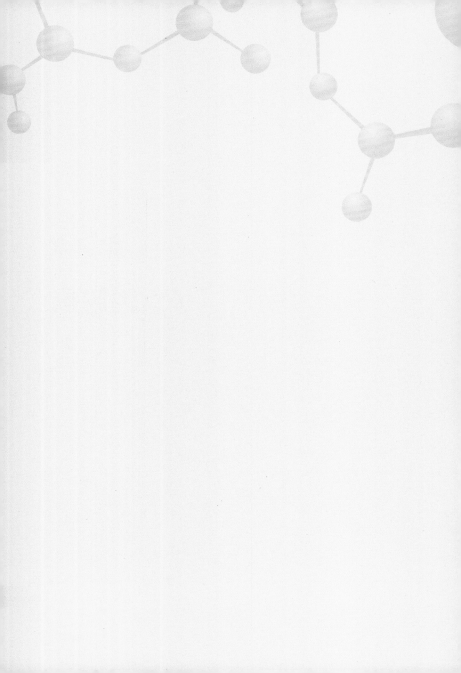

一、病理技术应用

组织病理学检查是确诊子宫内膜癌的"金标准"，形态学不典型病例需结合免疫组化或分子检测。病理诊断原则、术语以及组织学类型应参照最新版WHO子宫内膜癌分类标准。推荐对所有确诊的子宫内膜癌患者进行分子分型检测，以明确预后、筛查Lynch综合征，并预测治疗疗效。

（一）送检标本处理及标本取材

1. 标本固定

组织标本固定液与固定时间参考总论。送检完整子宫标本沿子宫颈和子宫体侧壁方向将子宫做前后对半剖开或做Y型纵向切开固定。

2. 标本描述

手术切除标本包括肿物部位、大小、切面性质（颜色、质地、有无坏死、边界），肿物与肌层关系，肿物与宫颈内口距离，切缘情况；附件切除标本描述输卵管及卵巢表面及切面性状，有无肿瘤；淋巴结清扫标本应记录各组淋巴结的数量、大小、切面情况。

3. 标本取材

子宫内膜刮除及宫腔镜下切除标本应全部取材。全子宫手术切除标本取材包括肿物、肿物浸润最深处肌层、肿物与周围内膜、肿物下缘最接近宫颈内口区、宫颈管、宫颈外口及切缘。肿物小于或等于 3 cm 推荐全部取材，大于 3 cm 推荐每隔 1 cm 平行切开观察，选择性取材（通常不少于 4 块）。输卵管和卵巢按相应规范检查和取材。标本中所有淋巴结需取材，大于 2 mm 淋巴结沿长轴每隔 2 mm 平行切开选择性取材（肉眼见转移灶）或全部取材（肉眼未见明显转移灶）。

（二）组织病理学诊断

子宫内膜癌病理报告应包括肿瘤部位、大小、组织学类型和分级、浸润深度、侵犯范围、淋巴血管浸润（LVSI）、淋巴结转移、切缘情况、免疫组化及分子检测结果等。对规范化送检全子宫标本，按国际妇产科联盟（FIGO）分期。

（1）子宫内膜癌组织学类型参照第五版 WHO 女性生殖系统分类标准。

（2）子宫内膜样癌采用 FIGO 分级，1 级和 2 级内膜样癌属于低级别癌，3 级内膜样癌属于高级别癌。

（3）子宫浆液性癌、透明细胞癌、未分化癌/去分化癌、混合性癌、癌肉瘤、神经内分泌癌不推荐 FIGO 分级，均为高级别癌，子宫内膜中肾样癌具有高度侵袭性，容易复发和肺转移。

（4）浸润深度：以癌灶周围正常内膜与肌层交界处至浸润最深处距离作为浸润深度，与肌层厚度进行比较。以"无肌层浸润""浸润深度小于1/2肌层""浸润深度大于或等于1/2肌层"描述浸润深度。子宫内膜癌累及腺肌病时，若缺乏腺肌病周围肌层浸润，为FIGO IA期；若出现周围肌层浸润，则以腺肌病病灶到浸润最深处的距离作为浸润深度进行FIGO分期。

（5）宫颈管表面上皮或/和黏液腺体受累不改变子宫内膜癌FIGO分期，宫颈间质浸润属于FIGO Ⅱ期，病理报告中需注明浸润间质深度。

（6）需说明是否存在LVSI，受累范围以及部位。

（7）淋巴结转移：要报告淋巴结转移数量、部位、转移灶大小和是否存在被膜外侵犯。按照TNM分期，淋巴结转移包括宏转移（转移灶最大径大于2.0 mm）、微转移（转移灶最大径大于0.2 mm，但小于或等于2.0 mm）、孤立肿瘤细胞（转移灶最大径小于或等于0.2 mm）［pN0 (i+)］。

（8）根治性子宫切除标本，病理报告应包括阴道壁及宫旁组织切缘情况。宫旁淋巴结转移和 LVSI 不属于宫旁浸润。

（三）免疫组织化学

错配修复蛋白检测常用抗体包括 MLH1、MSH2、MSH6 和 PMS2。PTEN、ER/PR、p53、p16、HNF-1β、Napsin A、GATA3、TTF1、CD10、SMARCA4，SMARCB1、WT1 等标记物也常被用于子宫内膜癌的鉴别诊断及分子分型。HER2 和 PD-L1 检测可用于相关靶向治疗药物的筛选。

（四）分子病理检测

2013 年，癌症基因组图谱（The Cancer Genome Atlas，TCGA）整合多基因组学研究结果，依据多组学特征和预后关系将其分为 4 种分子亚型，即 POLE（超突变）、MSI（高突变）、高拷贝数（浆液样）和低拷贝数（子宫内膜样）。第五版 WHO 女性生殖系统分类中将 4 种分子亚型命名为：①POLE 超突变型，约占 12%，预后好；②dMMR 型，约占 40%，中等预后；③NSMP 型（no specific molecular profile），约占 30%，中等预后；④p53 突变型，约占 18%，预后差。临床可通过错配修复蛋白和 p53 蛋白的免疫组化及 POLE 基因检测进行分型。

《子宫内膜癌分子检测中国专家共识（2021版）》指出所有新诊断的子宫内膜癌患者均推荐检测MMR/MSI状态，筛查Lynch综合征。在Ⅲ—Ⅳ期或复发子宫内膜浆液性癌患者，推荐采用免疫组化或FISH法检测*HER2*蛋白水平或基因扩增状态。对转移性或复发性子宫内膜癌，考虑NTRK融合基因检测。有条件可检测TMB。

二、病理技术局限性

免疫组化检测有其局限性：组织处理、抗体质量、染色技术与流程、染色结果分析、判读分析等都可影响结果。子宫内膜癌分子病理检测平台较多，但PCR、Sanger测序、NGS、FISH等各检测平台均存在一定假阳性率和假阴性率。通过检测策略优化，可最大程度提高检测准确性并缩短检测时间、降低成本。PCR方法检测MSI状态主要问题是DNA质量不佳时导致检测失败，或肿瘤纯度低于30%而致假阴性。POLE突变主要集中于核酸外切酶结构域（EDM）区域（96%），如采用Sanger测序法可能会遗漏少量EDM区域以外基因改变。NGS技术对设备、技术和生信分析能力有更高要求。国内关于分子分型检测和临床应用还处于起步阶段，检测方法有待规范。

三、整合诊断技术和展望

既往子宫内膜癌的临床风险评估和术后治疗主要基于临床病理特征，包括年龄、组织学亚型、肿瘤分级以及有无脉管侵犯等。随着分子病理技术发展，综合子宫内膜癌分子分型与临床病理特征成为子宫内膜癌精准诊治基础。诊断技术将不断更新、完善和整合，在更准确评估子宫内膜癌患者临床风险及选择更恰当辅助治疗方案中起更为重要作用。

第二十一章

淋巴瘤

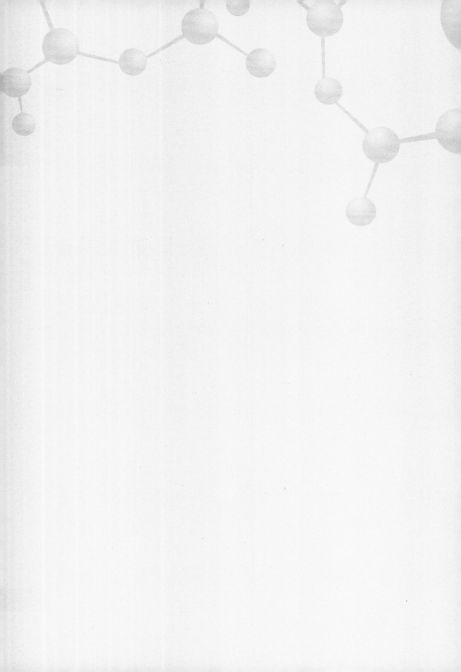

一、病理技术应用

（一）组织标本处理及取材要点

1.标本类型

样本的类型有淋巴结活检样本、空芯针穿刺活检样本、细胞学样本、体液细胞学样本，以及新鲜或冰冻样本等。

2.标本处理及取材要点

（1）淋巴结活检样本：应选择有代表性的淋巴结进行活检。如有多处淋巴结肿大，应优先选择颈部及腋下淋巴结活检。对于直径不足1 cm的淋巴结，建议沿长轴切开；大于1 cm的淋巴结，垂直于长轴切开，每隔2~3 mm切开。固定液的选择和固定时间参考总论。

（2）结外器官切除样本：参照相应器官、组织样本的处理原则进行处理。

（3）淋巴结或结外器官、组织空芯针穿刺活检样本：不推荐使用空芯针穿刺活检样本作为淋巴组织增生性疾病的诊断、分型的首选方法。难以行手术切除活检的病例应结合辅助检查结果进行整合分析与判断。

（二）组织病理学诊断

（1）组织病理学诊断应应结合形态学、免疫表型、临床表现、分子遗传学改变进行综合分析，具体参照2022年第五版WHO淋巴造血系统肿瘤分类标准。

（2）淋巴结活检标本要根据淋巴结的结构、瘤细胞大小、形态和分布方式，以及背景中血管和炎症细胞等特点，结合免疫表型明确组织学类型。需行分子检测时，可先发组织学初步报告，内容包括组织形态描述及初步诊断，备注待分子检测结果和整合诊断。

（3）不宜采用术中冰冻切片进行淋巴瘤的病理诊断与分型。若冰冻切片考虑为淋巴组织增生性疾病，应通知临床并建议再取适量组织用于常规病理诊断。

（三）免疫组织化学

在形态学分析基础上，采用免疫组织化学染色技术，有所针对地选择必要的抗体组合来证实诊断或帮助鉴别。

（1）霍奇金淋巴瘤免疫组化抗体组合：CD21、CD20、CD3、Ki67、CD30、CD15、LCA、MUM1、PAX5、BOB1、OCT2、ALK、EBER。

（2）侵袭性B细胞淋巴瘤免疫组化抗体组合：CD21、CD20、CD3、Ki67、CD30、TdT、CD79a、PAX5、CD10、BCL6、MUM－1、CD5、cyclin D1、BCL2、c-Myc、p53、EBER、PD-L1。

（3）惰性B细胞淋巴瘤免疫组化抗体组合：CD21、CD20、CD79a、CD3、Ki67、CD43、CD5、CD23、Cyclin D1、CD10、BCL6、LEF1、BCL2、SOX11、Kappa、Lambda、CD38、CD138、EBER。

（4）常见T细胞淋巴瘤免疫组化抗体组合：CD21、CD20、CD3、CD2、CD4、CD5、CD7、CD8、TdT、Ki67、CD56、CD10、CXCL13、BCL6、ICOS、PD-1、GrB、Pf、TIA-1、CD30、ALK、EMA、EBER。

（四）其他辅助检查

（1）抗原受体基因重排检测：大多数B细胞淋巴瘤检测到Ig受体基因单克隆性重排，T细胞淋巴瘤检测到TCR受体基因单克隆性重排，而大于90%的反应性增生表现为受体基因多克隆重排。因而，在形态和免疫组化难以得出肯定结论的情况下，Ig/TCR基因重排检测能够有效地鉴别反应性增生与恶性淋巴瘤。

（2）荧光原位杂交检测：FISH技术能特异敏感地检测出与淋巴瘤相关的基因及其转录体，准确地定位淋巴瘤相关基因和拷贝数，指导病理诊断，判读预后和疗效。例如高侵袭性B细胞淋巴瘤要检测C-MYC、BCL2、BCL6、IRF-4、11Q等。

（3）流式细胞术免疫表型检测：FCM是对单个细胞及微粒进行检测的技术，用于外周血、骨髓、淋巴结穿刺组织等的检测。具有检测快速的优点，可以区别良性增生与淋巴瘤，辅助淋巴瘤分类。

二、病理技术局限性

在形态分析基础上，正确判断何种细胞成分表达何种抗原，需熟悉各种抗体的反应谱系和适用范围，避免片面或错误解读阳性结果。分子病理检测技术方法和平台的多样性会影响淋巴瘤相关分子检测的结果，如NGS、qPCR、FISH、IHC等各检测平台均存在假阳性率和假阴性率，需要通过检测策略优化，结合形态学，免疫表型，分子遗传学改变（必要时）和临床表现进行综合分析与判断。

三、整合诊断技术和展望

高通量测序等技术能够较全面地揭示淋巴瘤的分子分型，未来能为淋巴瘤预后判断和疗效评估提供更为精确地预测标志物；而数字病理技术应用和发展为病理技术整合提供了又一个平台。在传统病理基础上整合人工智能与大数据病理等技术将为淋巴瘤精准诊治提供全方位支持。

第二十二章

软组织肿瘤

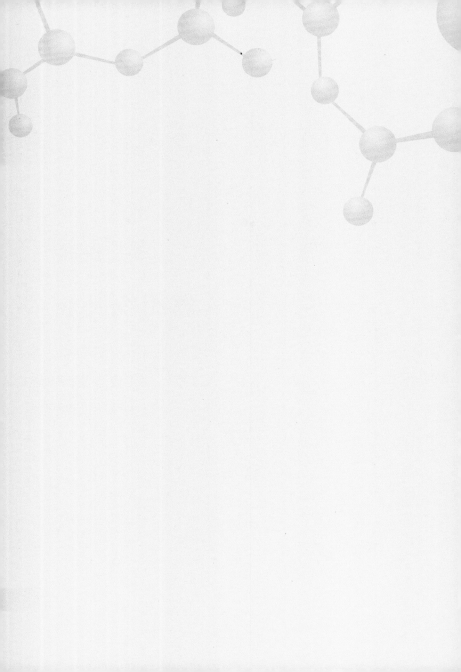

一、病理技术应用

软组织肿瘤标本包括活检和手术标本。活检标本尽可能做出明确诊断。手术标本需要明确肿瘤类型、组织学分级和重要分子改变。

（一）送检标本处理及标本取材

参考总论。

（二）组织病理学诊断

（1）参照2020年第5版WHO软组织肿瘤分类。

（2）活检标本尽可能做出明确诊断。

（3）手术标本明确组织学类型和组织学分级。需行辅助检测时，可先发组织学初步报告，备注待免疫组化和分子检测结果整合诊断。

（三）免疫组化检测

根据软组织肿瘤形态等特点，兼顾相应需要鉴别的非软组织肿瘤（癌或黑色素瘤等），采用CK、EMA、a-SMA、desmin、S-100蛋白和CD34等6个一线标记，根据初步阳性标记结果，酌情加做相关标记，以协助明确诊断。

（四）分子病理检测

（1）采用荧光原位杂交检测基因重排、融合基因、基因扩增或缺失。

（2）采用一代测序检测部分软组织肿瘤的基因突变，如检测胃肠间质瘤 KIT/PDGFRA 基因突变、纤维瘤病 β-catenin 基因突变、梭形细胞/硬化性横纹肌肉瘤 MYOD1 基因突变等。

（3）采用逆转录聚合酶链反应检测已知融合基因，可与荧光原位杂交或二代测序配伍明确融合基因的伴侣基因及具体融合位点。

（4）对采用免疫组化及常规分子检测手段仍不能做出明确整合诊断者可进行二代测序（RNA-seq 联合 DNA-seq）检测，帮助判断是否有分子遗传学改变，协助病理诊断。

二、病理技术局限性

软组织肿瘤分子检测涉及多种技术方法和平台，各有适用范围，但因软组织肿瘤发病率低，分子检测尚未广泛开展。

三、整合诊断技术和展望

软组织肿瘤整合诊断有助于精准诊断和治疗决策。高通量测序技术在软组织肿瘤的整合诊断中正在发挥越来越重要的作用，DNA甲基化聚类分析技术也将对软组织肿瘤整合诊断具有应用前景。

第二十三章

骨肿瘤

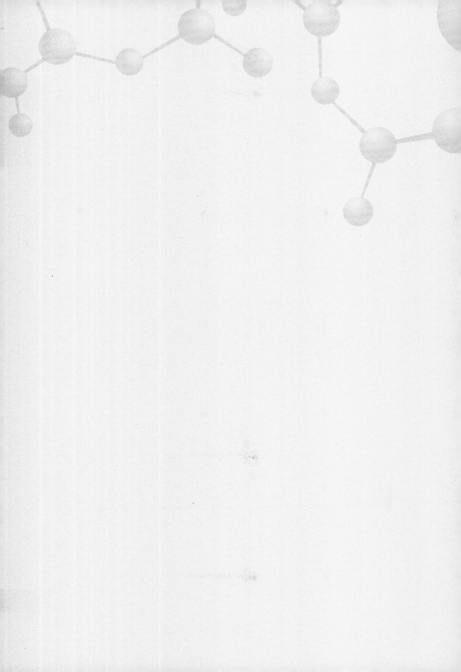

一、病理技术应用

穿刺/切开活检是骨肿瘤最常用的活检方法，可初步判定肿瘤性质和类型；大体手术标本需明确具体病理诊断，以提示临床选择治疗方案。骨恶性肿瘤术后应行基因检测以寻找治疗靶点或免疫治疗机会。骨肉瘤等高恶性肿瘤需对新辅助化疗后手术标本行坏死率评估。

（一）送检标本处理及标本取材

1.标本固定

参考总论。对截肢标本等较大标本，固定液至少要达标本3倍体积以上。脱钙使用EDTA液。如需分子检测，建议先选择质软新鲜组织。

2.标本描述

穿刺小标本描述条数及大小，切开活检标本测量总体积并描述性状。局部大切、瘤段截除标本需描述术式，解剖和肿瘤位置，标本体积及与周围组织关系，剖开前、后肿瘤性状，是否多发，卫星结节，皮质受累，骨膜反应及软组织包块等。截肢标本骨与周围软组织分离前，需测量肢体三维及描述相关信息。分离后参照瘤段截除部分描述要求。

3.标本取材

穿刺标本全部取材并将质软质硬组织分开。大块切除、瘤段截除、截肢标本取材时需复习术前影像，决定取材切面，拍照留存。应沿肿瘤长径截取最大面全面取材，对不规则骨可做斜向切面。取材应包括肿瘤和瘤周组织。计算坏死率的骨肿瘤标本按照地图样网格化取材。

（二）组织病理学诊断

骨肿瘤病理学诊断依靠临床-影像-病理三结合原则并依据2020年第五版WHO骨肿瘤分类标准，适当进行免疫组化和分子辅助检测。

（1）骨肿瘤原则上不提倡术中冷冻诊断。确需冷冻切片时，不作为确诊依据。

（2）活检小标本有局限性，当形态典型时，可直接诊断。形态不典型时，可辅助免疫组化和分子检测。

（3）术后标本进一步明确组织学诊断及分级，辅以免疫组化和分子检测。

（4）骨肉瘤等恶性肿瘤新辅助化疗后切除标本应行病理组织学评估（Huvos标准）。

（三）免疫组织化学

免疫组化在骨肿瘤病理诊断中应用广泛，可检测特异性抗原协助判断肿瘤来源；检测肿瘤特异性基因改变；预测肿瘤预后；检测特异靶点，协助整合治疗。

（四）分子病理检测

部分骨肿瘤含有特定基因改变：骨巨细胞瘤多数伴有 H3F3A 突变；软骨母细胞瘤多数伴有 H3F3B 突变；部分软骨类肿瘤出现 IDH1/IDH2 突变；间叶性软骨肉瘤多伴 HEY1 :: NCOA2 融合；骨样骨瘤和骨母细胞瘤多有 FOS/FOSB 重排；近 90% 骨旁骨肉瘤和低级别中心型骨肉瘤会出现 MDM2 和 CDK4 扩增；70% 动脉瘤样骨囊肿出现 USP6 重排等。骨的尤因肉瘤分子病理学参考第七章。

二、病理技术局限性

骨肿瘤病理诊断局限性体现在：骨肿瘤罕见，多数病理医师缺乏经验；临床–影像–病理三结合原则不能很好执行；骨肿瘤标本制片复杂；不同类型骨肿瘤病理形态交叠；免疫组化和分子检测的局限性以及各种检测流程/平台的标准化都是影响骨肿瘤病理正确诊断的因素。

三、整合诊断技术和展望

随着对精准诊治骨肿瘤需求的提升，NGS技术的应用将整合基因组学、蛋白组学、表观遗传学等学科为病理诊断带来更多便利与契机，也将在指导骨肿瘤临床综合治疗方面发挥重要作用。

第二十四章

黑色素瘤

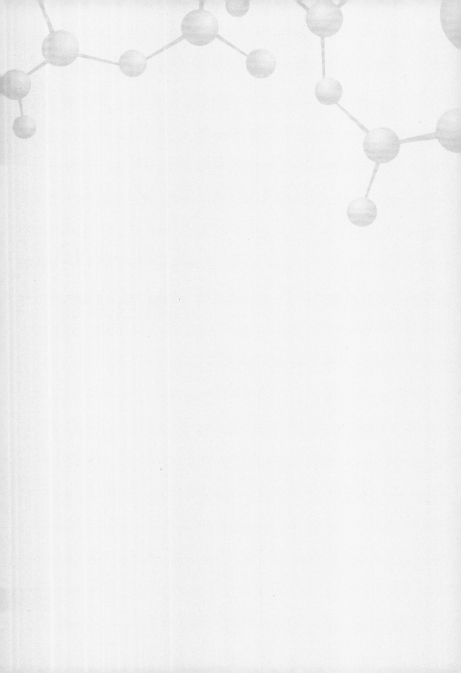

一、病理技术应用

黑色素瘤是一类起源于黑色素细胞的高度恶性肿瘤，发生于皮肤、黏膜、眼葡萄膜、软脑膜等部位。我国以皮肤黑色素瘤最为常见，其次为黏膜黑色素瘤。活检标本主要是明确病理诊断及组织学类型，手术切除标本的病理诊断需按规范化病理报告的要求进行。晚期患者应进行与治疗相关的靶分子检测。

（一）组织标本处理及取材要点

临床医师应提供组织标本类型及病灶特点等临床信息，并做好切缘标记。标本预处理时建议用不同的颜料涂抹切缘以定位标本方向。取材时应描述肿瘤的大小、形状、颜色、边界、溃疡、有无卫星灶，选取病变最厚处、浸润最深处及溃疡处取材。

（二）组织病理学诊断

（1）第4版WHO皮肤肿瘤分类中，综合病因、发病部位、分子途径及组织学特征将黑色素瘤分为9个亚型。与日光照射相关的有：低度慢性日光损伤相关型/表浅播散型、高度慢性日光损伤相关型/恶性雀斑型和促结缔组织增生型黑色素瘤；发生在避光部位与日光照射不相关的有：恶性Spitz肿瘤/Spitz黑色素瘤、肢端型、黏膜型、起源于先天性色素痣的黑色素瘤、起源于蓝痣的黑色素瘤和眼色素膜黑色素瘤。除了病理诊断和组织学亚型，皮肤黑色素瘤病理诊断还应包含以下信息：Breslow厚度、溃疡形成、Clark分级、核分裂活性、生长期、切缘情况、肿瘤浸润淋巴细胞、脉管侵犯、神经侵犯、肿瘤消退、微卫星/卫星转移灶及前哨淋巴结与区域淋巴结转移情况。

（2）黏膜黑色素瘤的T分期尚无统一的标准，主要是依据肿瘤浸润深度及侵犯周围组织的情况；病理报告包括病理诊断、组织学类型、肿瘤浸润深度及周围侵犯情况。

（3）葡萄膜黑色素瘤病理报告包括病理诊断、组织学类型、肿瘤大小、肿瘤位置（虹膜、睫状体、脉络膜）及周围侵犯情况。

（三）脱色素技术应用

对于一些富含黑色素的肿瘤，如细胞性蓝痣、起源于蓝痣的黑色素瘤等，色素太多无法观察细胞形态，建议脱色素后再做HE染色，便于观察细胞形态及计数核分裂。

（四）免疫组织化学应用

联合使用SOX10、S-100、Melan A、HMB45、PNL2

和 Tyrosinase 等抗体证实是否为黑色素细胞起源，其中 SOX10 和 S-100 敏感度较高，Melan A、HMB45、PNL2 和 Tyrosinase 特异性较高，建议同时选用 2~3 个以上抗体。PRAME 在黑色素瘤中弥漫核表达，p16 在部分黑色素瘤中表达缺失，HMB45 在痣中呈层状染色模式，这三者有助于判断良恶性。深部穿通性痣可弥漫表达 HMB45、LEF1 和 β-Catenin，蓝痣可弥漫表达 HMB45，部分 Spitz 肿瘤存在 ALK、NTRK 等基因融合，可选用相应抗体筛查蛋白表达。联合使用 SOX10、Melan A、HMB45 和 PNL2 一组抗体可协助判断前哨淋巴结是否有转移。

（五）分子病理检测

多位点 FISH 检测作为皮肤黑色素细胞肿瘤良恶性鉴别的一种辅助手段，具有较好的灵敏度和特异度；主要检测 CCND1、RREB1、MYB、MYC 和 CDKN2A 等位点的拷贝数改变情况。黑色素瘤中具有明确治疗和预后意义的分子靶点包括 BRAF、C-KIT 和 NRAS。BRAF 突变的黑色素瘤患者预后较差，对 BRAF 和 MEK 抑制剂的双靶点治疗有显著疗效；NRAS 突变的黑色素瘤患者预后较差，部分患者对 MEK 抑制剂有效；C-KIT 突变的黑色素瘤患者对伊马替尼靶向治疗有效。检测方法主要包括Sanger测序、qPCR和NGS。其中BRAF V600E突变还可采用免疫组化方法检测。眼色素膜黑色素瘤的发生与Gα11/Q通路（GNAQ和GNA11）突变有关，BAP1、SF3B1和EIF1AX的突变检测可提示预后，3、8q、6p和1p染色体等位点拷贝数变异的检测对预后也有一定提示意义。

二、病理技术的局限性

甲下黑色素瘤常因标本过小、方向不清楚和取材组织破碎等影响病理诊断的准确性。部分黑色素瘤，如促结缔组织增生性黑色素瘤缺乏黑色素细胞标记物的表达，会造成诊断困难。p16、PRAME在鉴别良恶性黑色素细胞肿瘤中起辅助作用，还需结合病史、HE形态及分子检测等综合判断。FISH检测对皮肤外良恶性黑色素细胞肿瘤鉴别是否有帮助尚不明确；少数良性皮肤黑色素细胞肿瘤，如Spitz痣可存在染色体多倍体改变，导致假阳性结果。对于形态学不典型的病例需结合临床特点、免疫组化染色和FISH检测综合诊断，必要时行NGS等分子检测协助诊断。

三、整合诊断技术和展望

目前黑色素瘤病理诊断的规范性仍有待提升，规范的活检、标本的处理和固定及标本取材是规范化病理诊断的前提。组织学形态的仔细观察、免疫组化技术的运用及紧密结合临床有助于大部分良恶性黑素细胞肿瘤的诊断，分子病理检测有助于黑色素瘤疑难病例的病理诊断和治疗靶点的筛查。随着分子病理技术的发展，我们期待开发更多辅助诊断技术，有利于对黑色素瘤更精准的病理诊断，以辅助临床对患者进行更精准的治疗。

参考文献

1. 卞修武，张培培，平轶芳，等. 下一代诊断病理学. 中华病理学杂志，2022，51（01）：3-6.

2. 袁培，郭嫦媛，李媛，蒋莉莉，刘月平，刘秀云，应建明. 晚期肺腺癌活检标本PD-L1免疫组织化学多平台检测一致性研究. 中华病理学杂志，2018，47（11）：5.

3. 国家卫生健康委员会医政医管局，中国抗癌协会脑胶质瘤专业委员会，中国医师协会脑胶质瘤专业委员会. 脑胶质瘤诊疗指南（2022版）. 中华神经外科杂志，2022，38（08）：757-777.

4. 刘志艳，刘书侠，王馨培，张立坤，觉道健一. 第五版WHO甲状腺滤泡源性肿瘤分类解读. 中华病理学杂志，2022，51.

5. 中国抗癌协会肺癌专业委员会，中华医学会肿瘤学分会肺癌学组，中国胸部肿瘤研究协作组. Ⅰ~ⅢB期非小细胞肺癌完全切除术后辅助治疗指南（2021版）. 中华医学杂志，2021，101（16）：1132-1143.

6. 国家肿瘤质控中心肺癌质控专家委员会. 非小细胞肺癌新辅助治疗疗效病理评估专家共识. 中华病理学杂

志，2021，50（9）：1003-1007.

7. 中华医学会病理学分会国家病理质控中心，中华医学会肿瘤学分会肺癌学组，中国抗癌协会肺癌专业委员会，中国胸部肿瘤研究协作组.非小细胞肺癌分子病理检测临床实践指南（2021版）.中华病理学杂志，2021，50（4）：323-332.

8. 《肿瘤病理诊断规范》项目组.肿瘤病理诊断规范（乳腺癌）.中华病理学杂志，2016，45（8）：525-528.

9. 《乳腺癌新辅助治疗的病理诊断专家共识（2020版）》编写组.乳腺癌新辅助治疗的病理诊断专家共识（2020版）.中华病理学杂志，2020，49（4）：296-304.

10. 《中国乳腺导管原位癌病理诊断共识（2022版）》编写组.中国乳腺导管原位癌病理诊断共识（2022版）.中华病理学杂志，2022，51（9）：812-818.

11. 《免疫组织化学在乳腺病理中的应用共识（2022版）》编写组.免疫组织化学在乳腺病理中的应用共识（2022版）.中华病理学杂志，2022，51（9）：803-811.

12. 《乳腺癌雌、孕激素受体免疫组织化学检测指南》编写组.乳腺癌雌、孕激素受体免疫组织化学检测指南.中华病理学杂志，2015，44（4）：237-239.

13. 《乳腺癌 HER2 检测指南（2019 版）》编写组.乳腺癌 HER2 检测指南（2019 版）.中华病理学杂志，2019，48（3）：169-175.

14. 《肿瘤病理诊断规范》项目组.肿瘤病理诊断规范（乳腺癌）.中华病理学杂志，2016，45（8）：525-528.

15. 《乳腺癌新辅助治疗的病理诊断专家共识（2020 版）》编写组.乳腺癌新辅助治疗的病理诊断专家共识（2020 版）.中华病理学杂志，2020，49（4）：296-304.

16. 《中国乳腺导管原位癌病理诊断共识（2022 版）》编写组.中国乳腺导管原位癌病理诊断共识（2022 版）.中华病理学杂志，2022，51（9）：812-818.

17. 《免疫组织化学在乳腺病理中的应用共识（2022 版）》编写组.免疫组织化学在乳腺病理中的应用共识（2022 版）.中华病理学杂志，2022，51（9）：803-811.

18.《乳腺癌雌、孕激素受体免疫组织化学检测指南》编写组.乳腺癌雌、孕激素受体免疫组织化学检测指南.中华病理学杂志,2015,44（4）：237-239.

19.《乳腺癌 *HER2* 检测指南（2019 版）》编写组.乳腺癌 *HER2* 检测指南（2019 版）.中华病理学杂志,2019,48（3）：169-175.

20.中国抗癌协会肝癌专业委员会,中华医学会肝病学分会肝癌学组,中国抗癌协会病理专业委员会,等.原发性肝癌规范化病理诊断指南（2015年版）.中华肝胆外科杂志,2015,21（3）：145-151.

21.《肝内胆管癌病理诊断专家共识》编写专家委员会.肝内胆管癌病理诊断专家共识（2022版）.中华病理学杂志,2022,51（09）：819-827.

22.中华人民共和国国家卫生健康委员会医政医管局.原发性肝癌诊疗指南（2022年版）.中华肝脏病杂志,2022,30（04）：367-388.

23.丛文铭.肝胆肿瘤外科病理学.北京：人民卫生出版社,2015；276-320.

24.丛文铭,吴孟超.努力提高我国肝癌微血管侵犯的精细化诊断和个体化治疗水平.中华肝胆外科杂志,

2019，25（10）：721-724.

25.施杰毅，高强，周俭，等.AJCC肝内胆管癌TNM分期的解读与验证第8版.外科理论与实践，2018，23（3）：221-226.

26.中国抗癌协会肿瘤病理专业委员会.肿瘤病理规范化诊断标准第4部分：胃癌病理诊断标准.

27.国家癌症中心，国家肿瘤质控中心胃癌质控专家委员会.中国胃癌规范诊疗质量控制指标（2022版）.中华肿瘤杂志，2022，44（10）：997-1002.

28.中华医学会肿瘤学分会，中华医学会杂志社.中华医学会胃癌临床诊疗指南（2021版）.中华医学杂志，2022，102（16）：1169-1189.

29.国家卫生健康委员会.胃癌诊疗规范（2018年版）.中华消化病与影像杂志，2019，9（3）：118-144.

30.《胰腺上皮性肿瘤规范化标本取材及病理诊断共识》编写组.胰腺上皮性肿瘤规范化标本取材及病理诊断共识.中华病理学杂志，2022，51（11）：1104-1109.

31.中华医学会病理学分会消化疾病学组，2020年中国胃肠胰神经内分泌肿瘤病理诊断共识专家组.中国胃肠胰神经内分泌肿瘤病理诊断共识（2020版）.中华病理学杂志，2021，50（1）：14-20.

32.中国临床肿瘤学会指南工作委员会.中国临床肿瘤学会（CSCO）胆道恶性肿瘤诊疗指南2022版.北京：人民卫生出版社，2022.

33.中国临床肿瘤学会指南工作委员会.中国临床肿瘤学会（CSCO）胃肠间质瘤诊疗指南2021版.北京：人民卫生出版社，2021.

34.《胃肠间质瘤病理诊断临床实践指南（2022版）》编写专家委员会.胃肠间质瘤病理诊断临床实践指南（2022版）.中华病理学杂志，2022.

35.中国抗癌协会神经内分泌肿瘤专业委员会.中国抗癌协会神经内分泌肿瘤诊治指南（2022年版）.中国抗癌杂志，2022，32（6）：545-580.

36.结直肠癌分子生物标志物检测专家共识编写组.结直肠癌分子生物标志物检测专家共识.中华病理学杂志，2018，47：237-240.

37.中华医学会病理学分会泌尿与男性生殖系统疾病病理专家组.肾细胞癌规范化取材和病理诊断共识.中华病理学杂志，2019，48（11）：833-839.

38. 中华医学会病理学分会泌尿与男性生殖系统疾病病理专家组.膀胱癌标本规范化处理和病理诊断共识.中华病理学杂志，2020，49（4）：305-310.

39. 贺慧颖，饶秋，赵明，等.泌尿及男性生殖系统肿瘤病理诊断免疫组化标志物选择专家共识.临床与实验病理学杂志，2018，（3）：237-243.

40. 中国抗癌协会肿瘤病理专业委员会，中国临床肿瘤学会尿路上皮癌专家委员会.中国尿路上皮癌人表皮生长因子受体2检测临床病理专家共识.中华肿瘤杂志，2021，43（10）.

41. 中华医学会病理学分会泌尿与男性生殖系统疾病病理专家组.膀胱浸润性尿路上皮癌 PD-L1（SP263）免疫组织化学检测病理专家共识.中华病理学杂志，2020，49（11）：1102-1107.

42. 中国抗癌协会泌尿男生殖系肿瘤专业委员会，中国临床肿瘤学会前列腺癌专家委员会.中国前列腺癌患者基因检测专家共识（2020年版）.中国癌症杂志2020，30：551-560.

43. 《肿瘤病理诊断规范》项目组.肿瘤病理诊断规范（卵巢癌及交界性上皮性肿瘤）.中华病理学杂志，

2018，47（5）：324-327.

44.中华医学会病理学分会女性生殖系统疾病学组，中国优生科学协会阴道镜与宫颈病理学会病理学组.宫颈癌及癌前病变病理诊断规范.中华病理学杂志，2019，48（4）：265-269.

45.中华医学会病理学分会女性生殖疾病学组.子宫内膜癌病理诊断规范.中华病理学杂志，2002，49（03）：214-219.

46.Ajani J A，D'Amico T A，Bentrem D J，et al. Gastric Cancer， Version 2.2022， NCCN Clinical Practice Guidelines in Oncology. J Natl Compr Canc Netw. 2022，20（2）：167-192.

47.AJCC Cancer Staging Manual. 8th ed. New York：Springer，2016.

48.Amin M B，Epstein J I，Ulbright T M，et al.Best practices recommendations in the application of immunohisto-chemistry in urologic pathology： report from the interna-tional society of urological pathology consensus confer-ence. Am J Surg Pathol，2014，38（8）：1017-1022.

49.Amin M B， Edge S B， Greene F L， et al. AJCC Cancer

Staging Manual. 8th Edition. New York： Springer，
2017.

50. Asa SL B Z，De Krijger R，et al. WHO classification of tumours series，Endocrine and Neuroendocrine tumours. 5th ed. Lyon： International Agency for Research on Cancer，2022.

51. Baumhoer D，Amary F，Flanagan A M，et al. An update of molecular pathology of bone tumors. Lessons learned from investigating samples by next generation sequencing. Genes Chromosomes Cancer，2019，58（2）：88-99.

52. Bellizzi A M. Pathologic Considerations in Gastroenteropancreatic Neuroendocrine Tumors. Surg Oncol Clin N Am，2020，29（2）：185-208.

53. Benson A B，Venook A P，Al-Hawary M M，et al. Colon Cancer，Version 1.2022，NCCN Clinical Practice Guidelines in Oncology，2022.

54. Bluth M J，Bluth M H. Molecular pathology techniques： Advances in 2018. Clin Lab Med，2018，38（2）：215-236.

55. Bümming P，Andersson J，Meis-Kindblom J M，et al. Neoadjuvant，adjuvant and palliative treatment of gastro-intestinal stromal tumours （GIST） with imatinib： a centre-based study of 17 patients. Br J Cancer，2003，89（3）：460-464.

56. Buza N. Immunohistochemistry in gynecologic carcinomas： Practical update with diagnostic and clinical considerations based on the 2020 WHO classification of tumors. Semin Diagn Pathol，2022，39（1）：58-77.

57. Cancer Genome Atlas Research Network，Linehan W M，Spellman P T，et al. Comprehensive Molecular Characterization of Papillary Renal-Cell Carcinoma. N Engl J Med，2016，374（2）：135-145.

58. Cancer Genome Atlas Research Network. Comprehensive molecular characterization of clear cell renal cell carcinoma. Nature，2013，499（7456）：43-49.

59. Casali P G，Bielack S，Abecassis N，et al. Bone sarcomas： ESMO-PaedCan-EURACAN Clinical Practice Guidelines for diagnosis，treatment and follow-up. Ann Oncol，2018：79-95.

60. Chen Y P，Chan A T C，Le Q T，et al. Nasopharyngeal carcinoma. Lancet，2019，394：64-80.

61. Cong W M，Dong H，Tan L，et al. Surgicopathological classification of hepatic space-occupying lesions：a single-center experience with literature review. World J Gastroenterol，2011，17（19）：2372-2378.

62. Cong W M，Wu M C. New insights into molecular diagnostic pathology of primary liver cancer：Advances and challenges. Cancer Lett，2015，368（1）：14-19.

63. De Smet F，Antoranz Martinez A，et al. Next-Generation Pathology by Multiplexed Immunohistochemistry. Trends in biochemical sciences，2021，46（1）：80-82.

64. Elder D E，Massi D，Scolyer R A，et al. WHO Classification of Skin Tumours. 4th ed. IARC Press，2018.

65. Epstein J I，Amin M B，Fine S W，et al. The 2019 Genitourinary Pathology Society（GUPS）white paper on contemporary grading of prostate cancer. Arch Pathol Lab Med，2021，145（4）：461-493.

66. Ersoy E，Cao Q J，Otis C N. *HER2* Protein Overexpres-

sion and Gene Amplification in Tubo-Ovarian High-grade Serous Carcinomas. Int J Gynecol Pathol, 2022, 41（4）：313-319.

67. Gao Q, Zeng Q, Wang Z, et al. Circulating cell-free DNA for cancer early detection. Innovation（Camb）, 2022, 3（4）：100-259.

68. Garbe C, Amaral T, Peris K, et al. European consensus-based interdisciplinary guideline for melanoma. Part 1：Diagnostics：Update 2022. Eur J Cancer, 2022, 170：236-255.

69. Gershenwald J E, Scolyer R A, Hess K R, et al. Melanoma of the Skin. AJCC Cancer Staging Manual. 8th ed. New York：Springer, 2017：563-585.

70. Ghossein R, Barletta J A, Bullock M, et al. Data set for reporting carcinoma of the thyroid：recommendations from the International Collaboration on Cancer Reporting. Hum Pathol, 2021：62-72.

71. Gong B, Li D, Kusko R, et al. Cross-oncopanel study reveals high sensitivity and accuracy with overall analytical performance depending on genomic regions. Genome

Biol，2021，22（1）：109.

72. Hodgson D，Lai Z，Dearden S，et al. Analysis of mutation status and homologous recombination deficiency in tumors of patients with germline BRCA1 or BRCA2 mutations and metastatic breast cancer：OlympiAD. Ann Oncol，2021，32（12）：1582-1589.

73. Hornick J L，Webster F，Dei Tos A P，et al. Dataset for reporting of gastrointestinal stromal tumours：recommendations from the International Collaboration on Cancer Reporting（ICCR）. Histopathology，2022.

74. Huang Y H，Zhang C Z，Huang Q S，et al. Clinicopathologic features，tumor immune microenvironment and genomic landscape of Epstein-Barr virus-associated intrahepatic cholangiocarcinoma. J Hepatol，2021，74（4）：838-849.

75. Javle M，Bekaii-Saab T，Jain A，et al. Biliary cancer：Utility of next-generation sequencing for clinical management. Cancer，2016，122（24）：3838-3847.

76. Jiang G，Zhang W，Wang T，et al. Characteristics of genomic alterations in Chinese cholangiocarcinoma pa-

tients. Japanese journal of clinical oncology，2020，50
（10）：1117-1125.

77.Ke K，Wang H，Fu S，et al. Epstein-barr virus-encod-
ed rnas as a survival predictor in nasopharyngeal carcino-
ma. Chinese medical journal，2014，127：294-299.

78.Lai Y，Wu Y，Liu R，et al. Four-color fluorescence in-
situ hybridization is useful to assist to distinguish early
stage acral and cutaneous melanomas from dysplastic
junctional or compound nevus.Diagn Pathol，2020，15
（1）：51.

79.Leskela S，Romero I，Cristobal E，et al. Mismatch Re-
pair Deficiency in Ovarian Carcinoma：Frequency，
Causes，and Consequences. Am J Surg Pathol，2020，
44（5）：649-656.

80.Lewis J S，Jr，Adelstein D J，Agaimy A，et al. Data
set for the reporting of carcinomas of the nasopharynx
and oropharynx：Explanations and recommendations of
the guidelines from the international collaboration on can-
cer reportingArchives of pathology & laboratory medi-
cine，2019，143：447-451.

81. Li M，Zhang Z，Li X，et al. Whole-exome and targeted gene sequencing of gallbladder carcinoma identifies recurrent mutations in the ErbB pathway. Nature genetics，2014，46（8）：872-876.

82. Li W，Cui Y，Yin F，et al. BRAF mutation in Chinese biliary tract cancer patients. American Society of Clinical Oncology，2020.

83. Lin J，Dong K，Bai Y，et al. Precision oncology for gallbladder cancer：insights from genetic alterations and clinical practice. Annals of translational medicine，2019，7（18）：467.

84. Liu Z，Bychkov A，Jung C K，et al：Interobserver and intraobserver variation in the morphological evaluation of noninvasive follicular thyroid neoplasm with papillary-like nuclear features in Asian practice. Pathol Int，2019，69：201-210.

85. Louis D N，Perry A，Wesseling P，et al. The 2021 WHO Classification of Tumors of the Central Nervous System：a summary. Neuro-oncology，2021，23（8）：1231-1251.

86. Lugli A，Kirsch R，Ajioka Y，et al. Recommendations for reporting tumor budding in colorectal cancer based on the International Tumor Budding Consensus Conference （ITBCC） 2016. Mod Pathol，2017，30 （9）：1299-1311.

87. Ma B B Y，Lim W T，Goh B C，et al. Antitumor activity of nivolumab in recurrent and metastatic nasopharyngeal carcinoma：An international，multicenter study of the mayo clinic phase 2 consortium （nci-9742） . J Clin Oncol，2018，36：1412-1418.

88. Martha Bishop Pitman，Lester James Layfield. The Papanicolaou Society of Cytopathology System for Reporting Pancreaticobiliary Cytology. New York：Springer. Switzerland，2015.

89. Mete O，Wenig B M. Update from the 5th Edition of the World Health Organization Classification of Head and Neck Tumors：Overview of the 2022 WHO Classification of Head and Neck Neuroendocrine Neoplasms. Head Neck Pathol，2022，16 （1）：123-142.

90. Miller A M，Szalontay L，Bouvier N，et al. Next-gener-

ation Sequencing of Cerebrospinal Fluid for Clinical Molecular Diagnostics in Pediatric. Adolescent and Young Adult （AYA） Brain Tumor Patients. Neuro Oncol，2022，24（10）：1763-1772.

91. Miquelestorena-Standley E，Jourdan M L，Collin C，et al. Effect of decalcification protocols on immunohistochemistry and molecular analyses of bone samples. Mod Pathol，2020，33（8）：1505-1517.

92. Nagtegaal I D，Odze R D，Klimstra D，et al. WHO classification of tumor：digestive system tumors. 5th ed. International Agency for Research on Cancer，2019.

93. Nakanuma Y，Klimstra D，Komuta M，et al. Intrahepatic cholangiocarcinoma. In. WHO classification of tumours. Digestive system tumours. 5th ed. IARC Press，2019，254-259.

94. Nielsen T O，Leung S C Y，Rimm D L，et al. Assessment of Ki67 in Breast Cancer：Updated Recommendations From the International Ki67 in Breast Cancer Working Group. J Natl Cancer Inst，2021，113（7）：808-819.

95. Pan J, Tang T, Xu L, et al. Prognostic significance of expression of cyclooxygenase-2, vascular endothelial growth factor, and epidermal growth factor receptor in nasopharyngeal carcinoma. Head & neck, 2013, 35: 1238-1247.

96. Papadimitrakopoulou V A, Han J Y, Ahn M J, et al. Epidermal growth factor receptor mutation analysis in tissue and plasma from the AURA3 trial: Osimertinib versus platinum-pemetrexed for T790M mutation –positive advanced non-small cell lung cancer. Cancer, 2020, 126（2）: 373-380.

97. Pekmezci M, Phillips J J, Dirilenoglu F, et al. Loss of H3K27 trimethylation by immunohistochemistry is frequent in oligodendroglioma, IDH-mutant and 1p/19q-codeleted, but is neither a sensitive nor a specifc marker. Acta Neuropat ho logica, 2020, 139（3）: 597-600.

98. Pimentel-Nunes P, Libânio D, Bastiaansen B A J, et al. Endoscopic submucosal dissection for superficial gastrointestinal lesions: European Society of Gastrointesti-

nal Endoscopy (ESGE) Guideline - Update 2022. Endoscopy, 2022, 54 (6): 591-622.

99. Rindi G, Klimstra D S, Abedi-Ardekani B, et al. A common classification framework for neuroendocrine neoplasms: an International Agency for Research on Cancer (IARC) and World Health Organization (WHO) expert consensus proposal. Mod Pathol, 2018, 31 (12): 1770-1786.

100. Rindi G, Mete O, Uccella S, et al. Overview of the 2022 WHO Classification of Neuroendocrine Neoplasms. Endocr Pathol, 2022, 33 (1): 115-154.

101. Saleem A, Narala S and Raghavan S S. Immunohistochemistry in melanocytic lesions: Updates with a practical review for pathologists. Semin Diagn Pathol, 2022, 39 (4): 239-247.

102. Sartore-Bianchi A, Trusolino L, Martino C, et al. Dual-targeted therapy with trastuzumab and lapatinib in treatment-refractory, KRAS codon 12/13 wild-type, *HER2*-positive metastatic colorectal cancer (HERACLES): a proof-of-concept, multicentre, open-la-

bel，phase 2 trial. Lancet oncology，2016，17：738–746.

103.Sheng X，Ji Y，Ren G P，et al. A standardized pathological proposal for evaluating microvascular invasion of hepatocellular carcinoma：a multicenter study by LCP-GC. Hepatol Int，2020，14（6）：1034–1047.

104.Tan A C，Tan D S W. Targeted Therapies for Lung Cancer Patients with Oncogenic Driver Molecular Alterations. J Clin Oncol，2022，40（6）：611–625.

105.Tang L L，Chen Y P，Chen C B，et al. The chinese society of clinical oncology（csco）clinical guidelines for the diagnosis and treatment of nasopharyngeal carcinoma. Cancer communications，2021，41：1195–1227.

106. The Paris System for reporting urinary cytology. Cham（Switzerland）：Springer International Publishing，2016.

107. Thompson L D R，Poller D N，Kakudo K，et al. An International Interobserver Variability Reporting of the Nuclear Scoring Criteria to Diagnose Noninvasive Follicular Thyroid Neoplasm with Papillary-Like Nuclear

Features: a Validation Study. Endocr Pathol, 2018, 29: 242-249.

108. Torbenson M S, Ng I O L, Roncalli M, et al. Hepato-cellular carcinoma. In. WHO classification of tumours. Digestive system tumours. 5th ed. IARC Press, 2019: 229-239.

109. Ueki A, Sugano K, Misu K, et al. Germline Whole-Gene Deletion of FH Diagnosed from Tumor Profiling. Int J Mol Sci, 2021, 22 (15): 7962.

110. van Leenders G, van der Kwast T H, Grignon D J, et al. The2019 International Society of Urological Pathology (ISUP) consensus conference on grading of prostatic carcinoma. Am J Surg Pathol, 2020, 44 (8): 87-99.

111. van Leenders G, van der Kwast T H, Grignon D J, et al. The2019 International Society of Urological Pathology (ISUP) consensus conference on grading of prostatic carcinoma. Am J Surg Pathol, 2020, 44 (8): 87-99.

112. Wang X, Qi M, Zhang J, et al. Differential response to neoadjuvant hormonal therapy in prostate cancer:

predictive morphological parameters and molecular markers. Prostate，2019，79（7）：709-719.

113. Wang Z，Duan J，Cai S，et al. Assessment of Blood Tumor Mutational Burden as a Potential Biomarker for Immunotherapy in Patients With Non-Small Cell Lung Cancer With Use of a Next-Generation Sequencing Cancer Gene Panel. JAMA Onc ology，2019，5（5）：696-702.

114. Wardelmann E，Haas R L，Bovée J V，et al. Evaluation of response after neoadjuvant treatment in soft tissue sarcomas；the European Organization for Research and Treatment of Cancer-Soft Tissue and Bone Sarcoma Group（EORTC-STBSG）recommendations for pathological examination and reporting. Eur J Cancer，2016，53：84-95.

115. Weinberg B A，Xiu J，Lindberg M R，et al. Molecular profiling of biliary cancers reveals distinct molecular alterations and potential therapeutic targets. Journal of gastrointestinal oncology，2019，10（4）：652-662.

116. Wenbin Li，Yunfeng Lyu，Shaoming Wang，et al. &

Experts from the Molecular Pathology Collaboration Group of Tumor Pathology Committee of Chinese Anti-Cancer Association. Trends in Molecular Testing of Lung Cancer in Mainland People's Republic of China Over the Decade 2010 to 2019. JTO clinical and research reports，2021，2（4）：100-163.

117. WHO Classification of Tumours Editorial Board. Urinary and male genital tumours.5th ed. IARC Press，2022.

118. WHO Classification of Tumours Editorial Board. WHO Classification of Tumours 5th edition-Digestive system tumours. IARC Press，2019.

119. WHO classification of tumours editorial board. WHO classification of tumours of digestive system. IARC Press，2019.

120. WHO Classification of Tumours Editorial Board. WHO Classification of Tumours of Soft Tissue and Bone. 5th ed. IARC Press，2020.

121. WHO Classification of Tumours Editorial Board. WHO classification of tumours. Bresat Tumours. 5th ed. IARC Press，2021.

122. WHO Classification of Tumours Editorial Board. WHO classification of tumours. Central Nervous System Tumours. 5th ed. IARC Press，2021.

123. WHO Classification of Tumours Editorial Board. WHO classification of tumours. Soft tissue and bone tumours. 5th ed. IARC Press，2020.

124. WHO Classification of Tumours Editorial Board. WHO classification of tumours. Thoracic Tumours. 5th ed. IARC Press，2021.

125. WHO Classification of Tumours Editorial Board. WHO classification of tumours. Urinary and Male Genital Tumours. 5th ed. IARC Press，2022.

126. WHO classification of tumours editorial board. WHO classification of tumours：digestive system tumours. 5th ed. IARC Press，2019.

127. WHO Classification of Tumours Editorial Board. WHO Classification Tumours Female Genital Tract Tumours. 5th ed. IARC Press，2020.

128. WHO classification of tumours. Soft tissue and Bone tumours. 5th ed. IARC Press

129.Williams A T，Ganesan R. Role of the pathologist in assessing response to treatment of ovarian and endometrial cancers. Histopathology，2020，76（1）：93-101.

130.Xu C，Si L，Wang W，et al. Expert consensus on the diagnosis and treatment of NTRK gene fusion solid tumors in China. Thorac Cancer，2022，13（21）：3084-3097.

131.Xue L，Guo C，Zhang K，et al. Comprehensive molecular profiling of extrahepatic cholangiocarcinoma in Chinese population and potential targets for clinical practice. Hepatobiliary surgery and nutrition，2019，8（6）：615-622.

132.Yang X，Lian B，Li Y，et al. Genomic characterization and translational immunotherapy of microsatellite instability-high（MSI-H）in cholangiocarcinoma. American Society of Clinical Oncology，2022.

133.Yasushi Yatabe，Alain C.Borczuk，Sanja Dacic，et al. Atlas of Diagnostic Immunohistochemistry. International Association for the Study of the Lung Cancer. IASLC，2020.